食管手术技术图解

（第 2 版）

Atlas of Esophageal Surgery

2nd Edition

主编 ［巴］Fernando A. M. Herbella
　　　［美］Marco G. Patti
主译 　陈龙奇　　袁勇

上海科学技术出版社

图书在版编目（CIP）数据

食管手术技术图解 ：第2版 / （巴西）费尔南多·赫贝拉（Fernando A. M. Herbella），（美）马克·帕蒂（Marco G. Patti）主编；陈龙奇，袁勇主译. -- 上海：上海科学技术出版社，2024.7
书名原文：Atlas of Esophageal Surgery（2nd Edition）
ISBN 978-7-5478-6625-2

Ⅰ. ①食… Ⅱ. ①费… ②马… ③陈… ④袁… Ⅲ. ①食管疾病－外科手术－图解 Ⅳ. ①R655.4-64

中国国家版本馆CIP数据核字(2024)第086939号

First published in English under the title
Atlas of Esophageal Surgery (2nd Ed.)
edited by Fernando A. M. Herbella and Marco G. Patti
1st Edition © Springer International Publishing Switzerland, 2015
2nd Edition © Fernando A. M. Herbella, Marco G. Patti, 2022
This edition has been translated and published under licence from Springer Nature Switzerland AG.

上海市版权局著作权合同登记号 图字：09-2023-0472 号

食管手术技术图解（第2版）

主编 · [巴] Fernando A. M. Herbella
　　　　[美] Marco G. Patti

主译 · 陈龙奇　袁勇

上海世纪出版（集团）有限公司
上 海 科 学 技 术 出 版 社　　出版、发行
（上海市闵行区号景路 159 弄 A 座 9F-10F）
邮政编码 201101　www.sstp.cn
山东韵杰文化科技有限公司印刷
开本 889×1194　1/16　印张 10.25
字数：250 千字
2017 年 1 月第 1 版
2024 年 7 月第 2 版　2024 年 7 月第 1 次印刷
ISBN 978-7-5478-6625-2/R·3007
定价：128.00 元

内容提要

本书由国际食管外科领域知名教授 Fernando A. M. Herbella 和 Marco G. Patti 以及 20 余名专家共同编写而成，涵盖了食管外科及介入治疗技术及其最新进展。全书共 16 个专题，在第 1 版的基础上，汲取众多胸外科及消化内科专家的丰富经验和建议，对相关专题进行更新，着重就食管手术发展史、食管疾病的影像学检查和功能检查、介入性内镜诊治、不同食管手术方式的手术步骤和术后护理等内容，通过手术照片、线条图并辅以文字说明的形式，进行全面、翔实的阐述，对规范手术方法、提高手术技巧具有重要的指导作用和参考价值。

本书适合各年资食管外科、胸外科、普通外科医师及食管外科相关辅助科室人员阅读并参考。

献 词

致 Lawrence W. Way 博士——外科最后的"绝地武士"之一。

译者名单

主　译　陈龙奇　袁　勇

参译人员 (按姓氏笔画排序)

王　允　王文凭　方品皓　邓　凯　刘宜鑫
杨玉赏　张含露　陈龙奇　林浩楠　尚启新
周建丰　胡　杨　胡伟鹏　袁　勇　顾一敏

编者名单

主　编

Fernando A. M. Herbella
Department of Surgery
Escola Paulista de Medicina
Federal University of São Paulo
São Paulo, Brazil

Marco G. Patti
Department of Surgery
University of Virginia
Charlottesville, VA, USA

参编人员

Bernardo Borraez Department of Clinical Sciences, Universidad Tecnológica de Pereira, Pereira, Colombia

Zachary M. Callahan Department of Minimally Invasive Surgery, Northshore University Health System, GCSI Suite B665, Evanston, IL, USA

Leonardo de Mello Del Grande Department of Surgery, Escola Paulista de Medicina, Federal University of São Paulo, São Paulo, SP, Brazil

Lorenzo Ferri Department of Surgery, McGill University and Montreal General Hospital, Montreal, QC, Canada

Fernando A. M. Herbella Department of Surgery, Escola Paulista de Medicina, Rua Diogo de Faria, São Paulo, SP, Brazil

Eric S. Hungness Department of Surgery, Northwestern Memorial, Chicago, IL, USA

Donald E. Low Department of Thoracic Surgery and Thoracic Oncology, Virginia Mason Medical Center, Seattle, WA, USA

Mario A. Masrur Department of Surgery, University of Illinois, Clinical Sciences North Chicago, Chicago, IL, USA

Michelle McGee Department of Surgery, The University of South Florida Morsani College of Medicine, Tampa, FL, USA

Rafael Melillo Laurino Neto Department of Surgery, 9 de Julho University, São Paulo, Brazil

Yehonatan Nevo Department of Surgery, McGill University and Montreal General Hospital, Montreal, QC, Canada

Marco G. Patti Department of Surgery, University of Virginia, Charlottesville, VA, USA

Taha M. Qaraqe Department of Thoracic Surgery and

Thoracic Oncology, Virginia Mason Medical Center, Seattle, WA, USA

Francisco Schlottmann Department of Surgery, University of Illinois at Chicago, Clinical Sciences North, Chicago, IL, USA

Matthew M. Snyder Department of Surgery, Northwestern Memorial, Chicago, IL, USA

Monisha Sudarshan Department of Thoracic and Cardiovascular Surgery, Cleveland Clinic, Cleveland, OH, USA

Yutaka Tomizawa Division of Gastroenterology, Harborview Medical Center, University of Washington, Seattle, WA, USA

Michael Ujiki Department of Minimally Invasive Surgery, Northshore University Health System, Evanston, IL, USA

Vic Velanovich Department of Surgery, The University of South Florida Morsani College of Medicine Five Tampa General Circle, Tampa, FL, USA

Irving Waxman Department of Internal Medicine Rush, University Medical Center, Chicago, USA

Harry J. Wong Department of Minimally Invasive Surgery, Northshore University Health System, GCSI Suite B665, Evanston, IL, USA

Marina Zamuner Hospital Israelita Albert Einstein Av. Albert Einstein, Morumbi, São Paulo, Brazil

中文版前言

食管疾病一直以来都是外科医师面临的重要挑战之一。在过去的几十年里，随着医疗技术的不断发展和创新，我们对食管疾病的认识和治疗方式也发生了巨大变化。微创外科技术的出现，特别是内镜下手术技术的广泛应用，为食管外科诊疗带来了革命性的进展。

本书翻译自 *Atlas of Esophageal Surgery*（*2nd Edition*），旨在展示食管外科手术治疗的最新进展和技术，汇集的手术方法和手术图片均出自国际食管外科领域专家和先驱者之手。读者可以通过本书，了解食管良性、恶性疾病的临床病理特点、诊断、最新的外科治疗方式、具体的手术步骤及手术经验。

本书首先回顾了食管良性疾病的微创外科治疗，涵盖了对食管失弛缓症、食管憩室、胃食管反流病、食管裂孔疝、Barrett 食管、食管平滑肌瘤等常见食管良性疾病的内镜下诊疗策略、食管功能检测手段、手术体位及具体手术方式。其次，本书还详细介绍了食管癌诊断要点、围手术期管理、开放及微创手术技术详细步骤（包括 Ivor-Lewis 食管切除术、杂交式经胸食管切除术和微创食管切除术）、技术相关难点与并发症的处理。通过丰富的彩图和详细的注释，展示了手术的各个步骤，从手术准备到术后管理，为相关领域医师提供了实用的经验和指导，无论是初学者还是经验丰富的专家，都可以从本书中获得宝贵的知识和技能。

本书由 Fernando A. M. Herbella 和 Marco G. Patti 教授主编，在第 1 版的基础上汲取众多胸外科及消化内科专家的丰富经验和建议，对相关专题进行了更新。本书翻译团队长期从事并致力于食管疾病的早诊早治、微创外科治疗、术后随访及全程管理，团队在微创胸腔镜（单孔食管癌切除）手术、机器人辅助食管癌切除术、局部晚期食管癌辅助和新辅助治疗、免疫治疗等方面均有丰富的经验，这也保障了本书翻译内容的专业性和严谨性。

本书的翻译得到了众多同领域专家、学者的支持和贡献，在此表示由衷的感谢。我们希望本书能成为临床医师和外科专家的重要参考资料，为他们在食管外科诊疗中提供有力的支持。

最后，我们也希望读者能从本书获得知识和启发，不断提升自己的临床水平，为患者的健康贡献自己的力量。

陈龙奇　袁勇
2024 年 2 月

英文版前言（第2版）

　　随着微创外科技术的发展，部分外科领域已经与食管外科领域一样，受到深远影响。如今，腹腔镜下贲门肌层切开术（Heller 手术）治疗贲门失弛缓症或腹腔镜下胃底折叠术（Nissen 手术）治疗胃食管反流病，已作为常规的手术方式被大多数普通外科医师所采用。此外，一些疾病如 Barrett 食管伴有食管上皮重度不典型增生或食管黏膜内癌，可采用内镜下射频消融及黏膜切除术进行治疗，这使得大多数此类患者避免了食管切除手术。许多医疗中心开展的微创食管切除术，不仅改善了患者术后的并发症及死亡的发生率，而且可使其肿瘤学预后与接受开放手术的患者相当。

　　本书展示了大多数食管疾病的微创手术治疗方式，通过一系列彩图及注释，着重展示了这些手术方式的各个步骤。本书英文版第 1 版于 2015 年出版，深受好评。在第 2 版中，我们向众多经验丰富的专家征求相关意见后对大多数的专题进行了更新。我们希望本书能为住院医师及普通外科医师在治疗相关食管疾病患者时提供有价值的参考。

Marco G. Patti, MD
Charlottesville, USA

Fernando A. M. Herbella, MD
São Paulo, Brazil

英文版前言（第1版）

很少有哪个外科领域受微创外科的影响比食管外科更大。现在，腹腔镜 Heller 手术治疗贲门失弛缓症或腹腔镜 Nissen 胃底折叠术治疗胃食管反流病已经被认为是标准术式了。此外，一些疾病，诸如重度异型增生的 Barrett 食管或早期食管黏膜下肿瘤，都可以通过内镜方式成功治疗，如射频消融术和内镜黏膜切除术。这就避免了大部分患者食管被切除的风险。

终于，众多医疗中心现在开始通过微创手术实现食管切除。与传统开胸手术相比，微创手术并发症的发生率和病死率都有所降低，并且其肿瘤学治疗效果并不逊色于开胸手术。

本书介绍了常见食管疾病的微创手术治疗，通过文字、手术图片及线条图，展示手术方法和操作技巧。对于住院医师、进修医师及希望通过微创手术来治疗患者的医师来说，这本书非常有指导价值。

P. Marco Fisichella, MD, MBA, FACS
Boston, MA, USA

Marco G. Patti, MD, FACS
Chicago, IL, USA

目　录

1 食管手术的历史概要
History of Esophageal Surgery

Marina Zamuner, Fernando A. M. Herbella, Marco G. Patti, and Francisco Schlottmann

【摘　要】

　　食管手术历史并不悠久。虽然过去和现代的手术先驱们在颈部食管方面有过一些零星的尝试，但直到 20 世纪，才开始有一系列真正的手术案例被公之于众。在良性疾病方面，手术的进展一直在等待对食管生理机制更深入的了解和诊断工具的发展。另外，食管癌手术多年来也因技术难题而进展缓慢，特别是开胸手术的风险和对损害迷走神经（被认为对心脏功能至关重要）的担忧。

　　最早的手术方法和它们的名字，如今只作为对创作者或者至少是对于执行或修改该技术的最知名医师的敬意。本专题是一个简要回顾，图文并茂地介绍了现代成人食管手术的起源和发展。

【关键词】

　　Nissen 胃底折叠术 · 食管手术 · 食管切除术 · 食管失弛缓症 · 肌切开术 · 部分胃底折叠术

1.1 良性疾病

1.1.1 胃食管反流病

　　Nissen 胃底折叠术是当前治疗胃食管反流病（gastroesophageal reflux disease，GERD）的主要手术方案。这一技术主要应用于大多数需要手术治疗的患者，且疗效显著而持久。

　　Rudolph Nissen（图 1.1）是一位 1896 年出生的德国外科医师。Nissen 最初是在著名的 Sauerbruch 门下开始其学术生涯，但由于其犹太血统和 Sauerbruch 与纳粹党的关联，他后来离开了德国。在土耳其待了一段时间后，Nissen 移居到美国，并在那里生活了 12 年。之后，他迁移到瑞士，在那里他担任了外科主任，推出了他的胃底折叠术，后退休，于 1981 年去世。

　　在 1956 年之前，GERD 和食管裂孔疝的手术

M. Zamuner
Hospital Israelita Albert Einstein Av. Albert Einstein, Morumbi, São Paulo, 05652, Brazil

F. A. M. Herbella (✉)
Department of Surgery, Escola Paulista de Medicina, Rua Diogo de Faria, 1087 cj 301, São Paulo, SP 04037-003, Brazil e-mail: herbella.dcir@epm.br

M. G. Patti
Department of Surgery, University of Virginia, Charlottesville, VA, USA

F. Schlottmann
Department of Surgery, University of Illinois at Chicago, Clinical Sciences North Chicago, 820 S Wood Street, Rm 611, Chicago, IL 60612, USA

© The Author(s), under exclusive license to Springer Nature Switzerland AG 2022 F. A. M. Herbella and M. G Patti (eds.), *Atlas of Esophageal Surgery*, https://doi.org/10.1007/978-3-031-12790-8_1

治疗主要是通过减少疝出的胃和某种形式的胃固定术来进行的。不出所料，这些手术结果令人失望。之后，Nissen 总结既往经验，发现贲门切除后的吻合口在受到胃外层加固后，就像 Witzel 胃造瘘术一样，患者较少发展成食管炎。之后，他尝试用胃底包裹患有 GERD 患者的远端食管，并在 1956 年首次公开了 2 例这种新手术的报道。Nissen 将这一术式称为"胃底折叠术"。他后来报道了 88% 接受这一手术的患者的食管裂孔疝和反流得到了临床和影像学治愈。从此，他的技术很快就得到了广泛接受。

原始的胃底折叠术（图 1.2）包括用胃的后壁包裹远端食管的 3~6 cm。短胃血管没有被切断，也没有添加裂孔修补术。如图所示，Rossetti——Nissen 的助手，描述了在肥胖患者中使用胃底前壁的一种改良方法。该技术的其他特点包括在大型疝的情况下侧向关闭裂孔，以及用缝合线固定包裹到胃壁，以替代在食管中固定胃底折叠术的缝合线。之后，该技术得到了多次改良。

Nissen 胃底折叠术产生了一个新的副作用，即

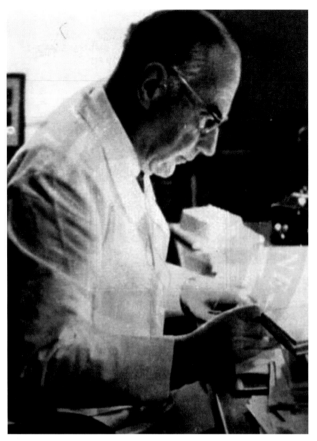

图 1.1 Rudolph Nissen（来源：美国国家医学图书馆）

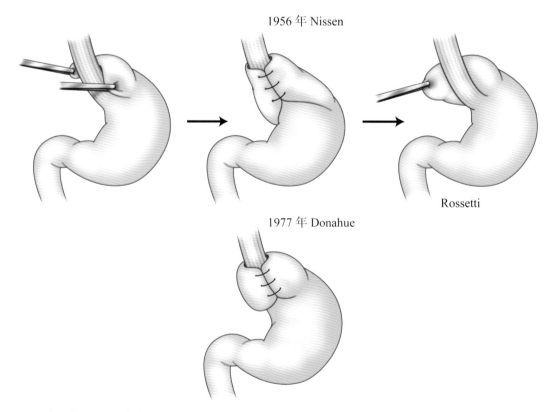

图 1.2 Nissen 贲门折叠术的演变。从 1956 年最初描述的长且紧密的折叠，到最终的短而松弛的瓣膜。图中右侧展示了一些细微的修改，例如使用胃的前壁和切断短胃血管

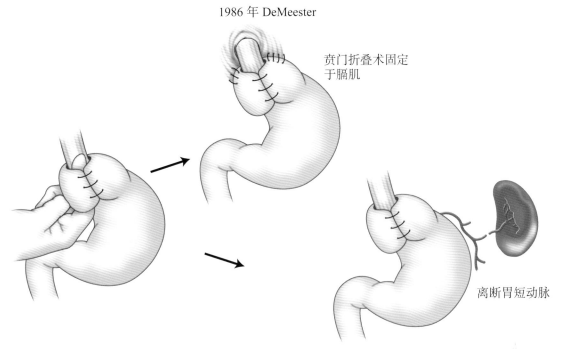

1986 年 DeMeester

贲门折叠术固定
于膈肌

离断胃短动脉

图 1.2 （续）

不能打嗝，并在相当数量的患者中产生了吞咽困难。为了预防这些症状，几位外科医师（如 Toupet、Lind）开发了部分胃底折叠术。出于同样的目的，一些外科医师坚持对全胃底折叠术进行了一些修改。1977 年，Donahue 等人开始制作一种松散的包裹，称为"短松式"Nissen 手术治疗（图 1.2）。1986 年，DeMeester 等人主张使用一个松散的包裹，将用于测量胃包裹大小的导管的口径增加至 60 F，并将包裹减少到 1 cm（图 1.2）。1991 年，即微创最开始运用于胆囊切除后的第 4 年，Dallemagne 等人进行了第一次微创抗反流手术。因此，现代版的腹腔镜"短松散"Nissen 胃底折叠术应运而生。

1.1.2 贲门失弛缓症

Ernst Heller（图 1.3）精心构思了一种治疗贲门失弛缓症的高效手术方法，这一方法如同 Nissen 对胃食管反流病（GERD）治疗的贡献一样，广泛应用于大多数贲门失弛缓症患者。Heller 于 1877 年出生于德国的艾兴瓦尔德，1964 年在莱比锡去世。他在第一次世界大战爆发前的 1913 年，首次描述了这一著名的肌层切开术。

贲门失弛缓症的手术治疗最初采用的是食管胃交界处的贲门成形术。Heller 的"黏膜外贲门成

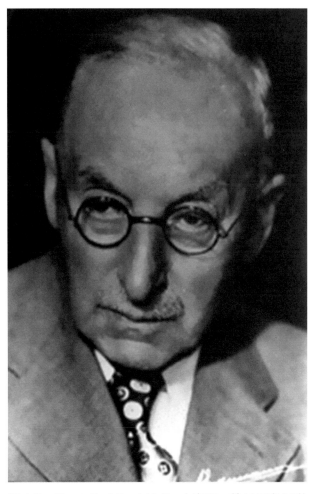

图 1.3 Ernst Carl Paul Heller（来源：美国国家医学图书馆）

形术"（图 1.4）是基于幽门肌切术的概念，最初由 Gottstein 在 1901 年提出，但他并未实施。该手术涉及从食管扩张部分到小部分胃，通过腹肋切口进行的前后垂直的 8 cm 黏膜外食管肌切术。此外，为防止肌切部位的闭合，网膜被固定在前侧的肌切部位。

微创治疗贲门失弛缓症始于 1991 年，由 Shimi 及其在苏格兰邓迪的团队首次进行了腹腔镜下的肌切术。与此同时，加利福尼亚大学旧金山分校的团队对 17 名贲门失弛缓症患者进行了胸腔镜肌切术。经口内镜下肌切开术（peroral endoscopic myotomy，POEM）最初由 Ortega 在 1980 年描述，但直到 2008 年才由 Inoue 推广为临床可行的治疗方法。这一巧妙的技术利用黏膜下隧道到达食管下括约肌的内环肌束，从而进行肌切术（图 1.5）。

1.2 恶性肿瘤

1.2.1 食管癌

尽管大家普遍认为经膈食管切除术在历史上早于经胸食管切除术，以规避机械通气前的开胸手术，但实际上，两者皆起源于 1913 年。同年，德国外科医师 Alwin von Ach（1875—1924）在其博士论文中首次描述了一种无须开胸即可进行的食管切除术。关于他的生平并无多少记载。该手术在切断的近端胃与钢棒连接后，通过颈部剥离食管（图 1.6a）。患者未进行消化道重建，于术后第 17 天死亡。

同年，在美国工作的德国外科医生 Franz John A. Torek（1861—1938）成功地进行了第一例经胸食管切除术。尽管未进行消化道重建，但通过将颈部食管造口与胃造口用外部橡胶管连接，患者得以长期存活（图 1.6b）。

1931 年，Turner 首次进行了带有消化道重建（通过皮瓣）的经膈食管切除术，并使患者存活（图 1.6a）。1933 年，日本的 Ohsawa 首次报道了使用胃进行切除食管的重建（图 1.6b）。1946 年，Lewis 描述了一种两步骤的食管切除方法，该方法采用右侧胸腔切口和单独的腹腔切口，并立即进行消化道重建（图 1.6c）。1976 年，McKeown 建议

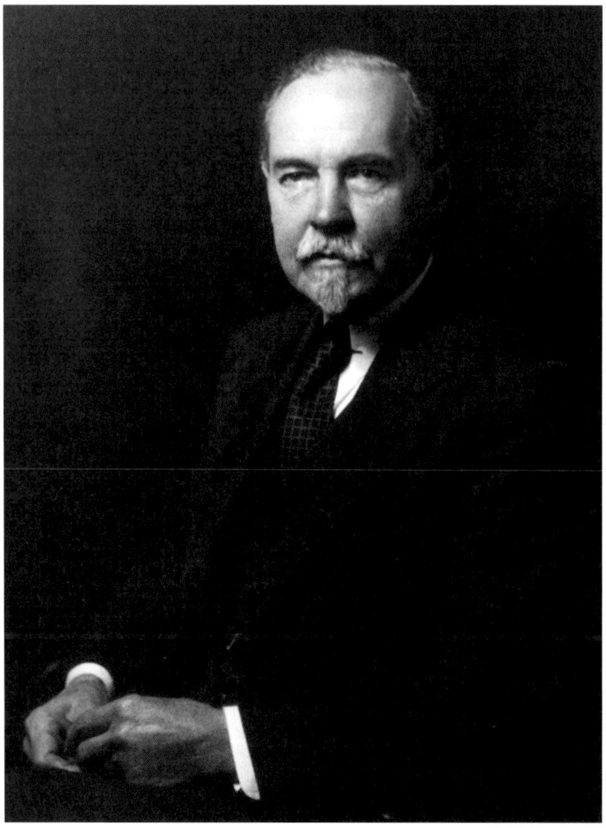

图 1.4　Franz Torek（来源：美国国家医学图书馆）

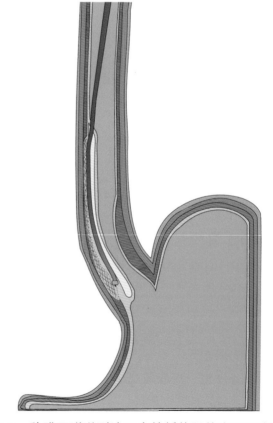

图 1.5　黏膜下隧道到达下食管括约肌的内环肌束以进行肌切术

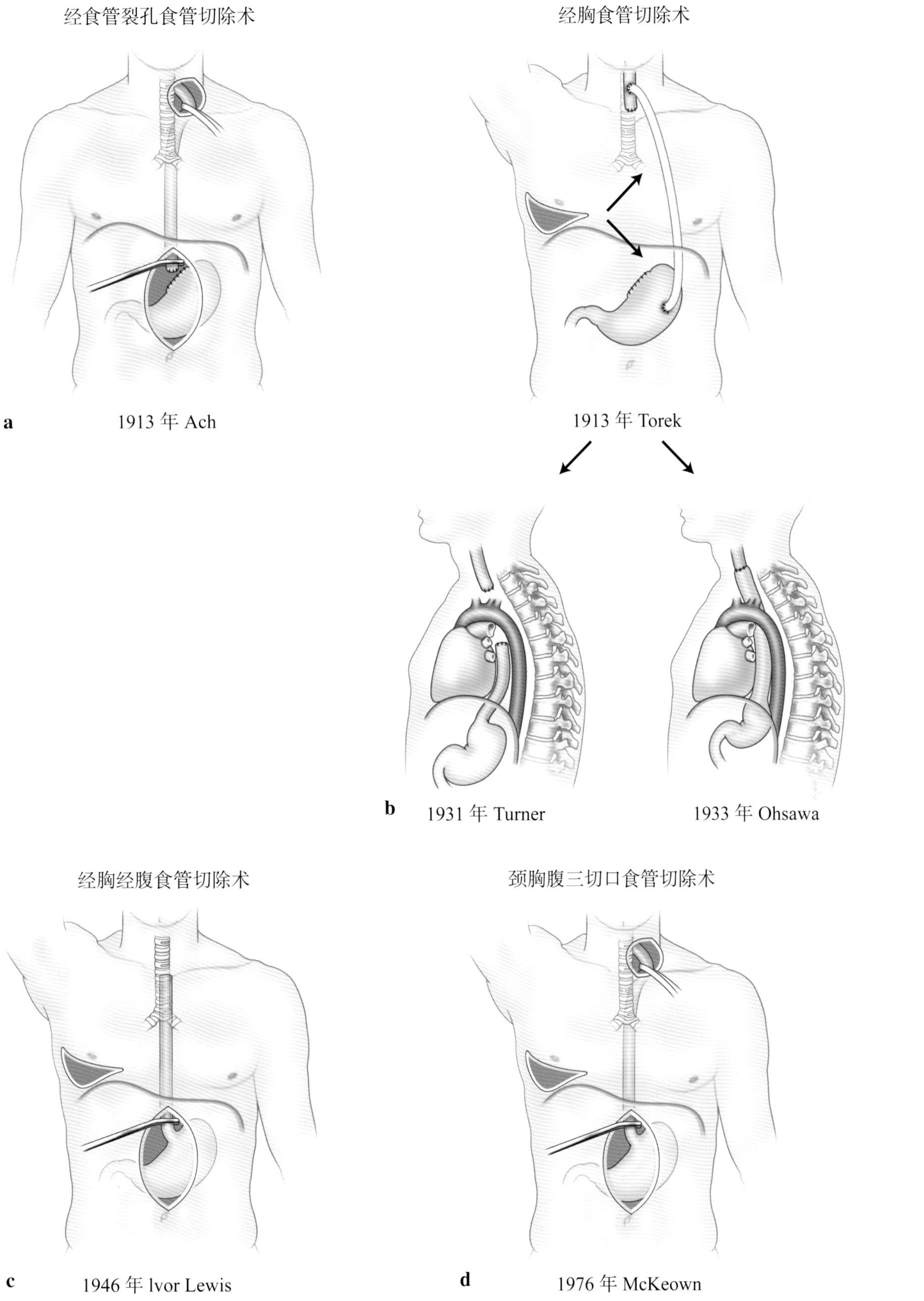

经食管裂孔食管切除术

a   1913 年 Ach

经胸食管切除术

1913 年 Torek

b   1931 年 Turner   1933 年 Ohsawa

经胸经腹食管切除术

c   1946 年 Ivor Lewis

颈胸腹三切口食管切除术

d   1976 年 McKeown

图 1.6 食管切除术的演变。经膈（a）和经胸（b~d）食管切除术有着平行的发展轨迹，随之而来的是消化道的重建演变

进行三阶段手术，通过颈部切口创建吻合口，以避免胸腔内吻合口泄漏的严重后果（图 1.6d）。1995 年，De Paula 等人首次通过经膈途径进行了微创食管切除术。

致谢　衷心感谢 Marco P. Fisichella，MD，MBA，FACS 在第 1 版中所做的贡献。

（杨玉赏　周建丰　译，袁勇　校）

· 推荐阅读 ·

[1] Brewer LA 3rd. History of surgery of the esophagus. Am J Surg. 1980;139:730–43.

[2] Dallemagne B, Weerts JM, Jehaes C, Markiewicz S, Lombard R. Laparoscopic Nissen fundoplication: preliminary report. Surg Laparosc Endosc. 1991;1:138–43.

[3] DePaula AL, Hashiba K, Ferreira EA, de Paula RA, Grecco E. Laparoscopic transhiatal esophagectomy with esophagogastro-plasty. Surg Laparosc Endosc. 1995;5:1–5.

[4] Dor J, Humbert P, Dor V, Figarella J. L'intérêt de la technique de Nissen modifiée dans le prévention du reflux après cardiomyotomie extramuquese de Heller. Mem Acad Chir. 1962;27:877–83.

[5] Dubecz A, Kun L, Stadlhuber RJ, Peters JH, Schwartz SI. The origins of an operation: a brief history of transhiatal esophagectomy. Ann Surg. 2009;249:535–40.

[6] Dubecz A, Schwartz SI. Torek FJA. Ann Thorac Surg. 2008;85:1497–9.

[7] Heller E. Extramuköse Cardioplastik beim chronischen Cardiospasmus mit Dilatation des Oesphagus. Mitt Grenzgeb Med Chir. 1913;27:141–9.

[8] Herbella FA, Oliveira DR, Del Grande JC. Eponyms in esophageal surgery. Dis Esophagus. 2004;17:1–9.

[9] Krupp S, Rossetti M. Surgical treatment of hiatal hernias by fundoplication and gastropexy (Nissen repair). Ann Surg. 1966;164:927–34.

[10] Kun L, Herbella FA, Dubecz A. 1913: Annus mirabilis of esophageal surgery. Thorac Cardiovasc Surg. 2013;61:460–3.

[11] Lortat-Jacob JL. Traitement chirurgical du cardiospasme. Sem Hop. 1953;10:1.

[12] Minami H, Inoue H, Haji A, et al. Per-oral endoscopic myotomy: emerging indications and evolving techniques. Dig Endosc. 2015;27:175–81.

[13] Nissen R. Eine einfache Operation zur Beeinflussung der Reflux-oesophagitis. Schweiz Med Wschr. 1956;86:590–2.

[14] Nissen R. Gastropexy and "fundoplication" in surgical treatment of hiatal hernia. Am J Dig Dis. 961;6:954–61.

[15] Ortega JA, Madureri V, Perez L. Endoscopic myotomy in the treatment of achalasia. Gastrointest Endosc. 1980;26(1):8–10.

[16] Pellegrini C, Wetter LA, Patti M, Leichter R, Mussan G, Mori T, Bernstein G, Way L. Thoracoscopic esophagomyotomy. Initial experience with a new approach for the treatment of achalasia. Ann Surg. 1992;216(3):291–6; discussion 296–9.

[17] Shimi S, Nathanson LK, Cuschieri A. Laparoscopic cardiomyotomy for achalasia. J R Coll Surg Edinb. 1991;36:152–4.

[18] Torek F. The first successful case of resection of the thoracic portion of the oesophagus for carcinoma. Surg Gynecol Obstet. 1913;16:614–7.

[19] von Ach A. Beiträge zur ösophagus-chirurgie [dissertation]. Munich: J. F. Lehmann's Verlag;1913.

2 | 食管疾病的影像学检查
Radiologic Evaluation of Esophageal Diseases

Marco G. Patti, Fernando A. M. Herbella, and Bernardo Borraez

【摘要】

　　食管钡餐造影是食管疾病患者检查中必不可少的一部分。该检查清晰地展示了食管的解剖情况，对于规划进一步治疗有着重要作用。例如，术前鉴别滑动性食管裂孔疝和食管旁疝是十分必要的。在贲门失弛缓治疗中，术前对于食管的大小和形状的评估也会影响治疗的决策。治疗前的 CT 扫描和 PET-CT 扫描是评估食管癌患者对新辅助治疗反应效果的重要步骤。本专题旨在为读者展示最常见的食管疾病的正常和病理参考图像，并阐述影像学评估与相关疾病诊断及监测过程是相辅相成的。

【关键词】

　　食管裂孔疝 • 胃嵌顿 • 贲门失弛缓症 • 乙状结肠型食管 • 弥漫性食管痉挛 • 咽食管憩室 • 膈上憩室

　　食管钡餐造影（图 2.1～图 2.25）是食管疾病患者检查中必不可少的一部分。该检查清晰地展示了食管的解剖情况，并对于规划进一步治疗有着重要作用。治疗前的 CT 扫描（图 2.26 和图 2.27）和 PET-CT 扫描（图 2.28）是评估食管癌患者病情的重要步骤。本专题旨在为读者展示食管疾病最常见的正常和病理参考图像，并阐明放射学评估对于这些疾病的诊断和监测是互补且至关重要的。

M. G. Patti (✉)
Department of Surgery, University of Virginia, 111 Falcon Drive, Charlottesville, VA, USA
e-mail: marco.patti@gmail.com

F. A. M. Herbella
Department of Surgery, Escola Paulista de Medicina, Rua Diogo de Faria 1087 cj 301, São Paulo, SP 04037-003, Brazil
e-mail: herbella.dcir@epm.br

B. Borraez
Department of Clinical Sciences, Universidad Tecnológica de Pereira, Pereira, Colombia
e-mail: b.borraez@utp.edu.co

© The Author(s), under exclusive license to Springer Nature Switzerland AG 2022 F. A. M. Herbella and M. G Patti (eds.), *Atlas of Esophageal Surgery*,
https://doi.org/10.1007/978-3-031-12790-8_2

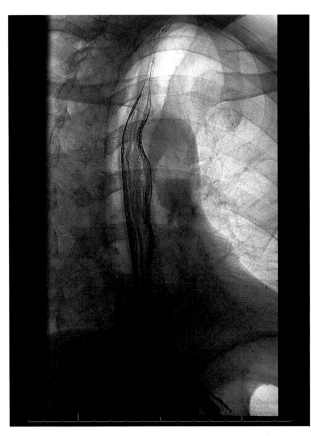

图 2.1　正常食管钡餐造影

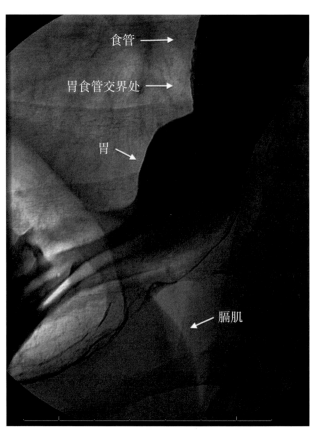

图 2.2　食管钡餐造影。滑动性食管裂孔疝（1）

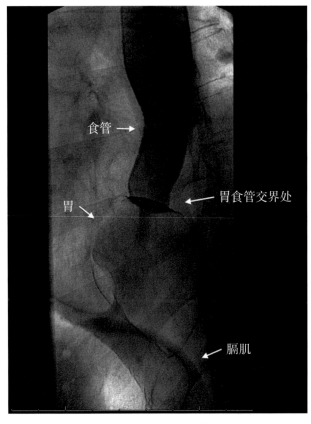

图 2.3　食管钡餐造影。滑动性食管裂孔疝（2）

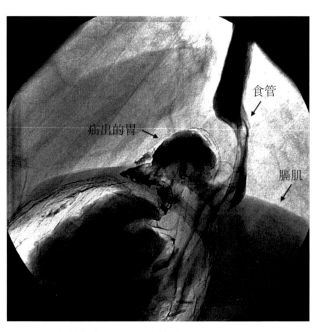

图 2.4　食管钡餐造影。食管旁疝（1）

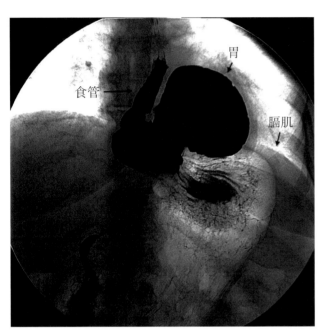

图 2.5 食管钡餐造影。食管旁疝（2）

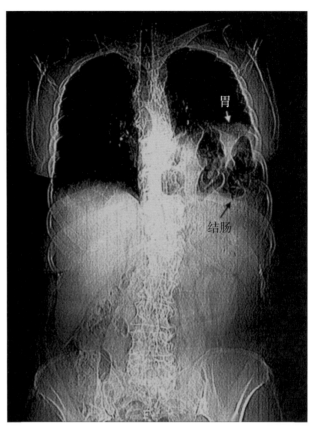

图 2.6 胸部及腹部 CT 扫描。Ⅳ型食管裂孔疝胃和结肠疝入膈肌上方

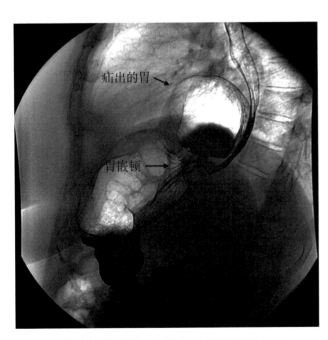

图 2.7 食管钡餐造影。食管旁疝伴胃嵌顿（1）

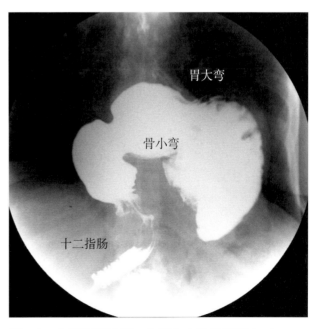

图 2.8 食管钡餐造影。食管旁疝伴胃嵌顿（2）

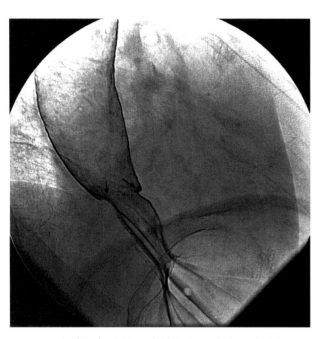

图 2.9　食管钡餐造影。食管窄化（箭头所指处）（1）

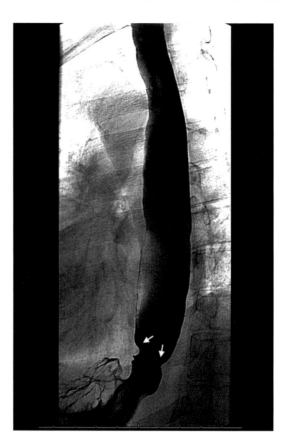

图 2.10　食管钡餐造影。食管窄化（箭头所指处）（2）

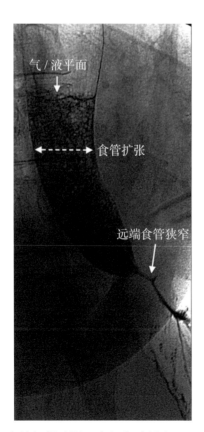

气 / 液平面

食管扩张

远端食管狭窄

图 2.11　食管钡餐造影。贲门失弛缓症

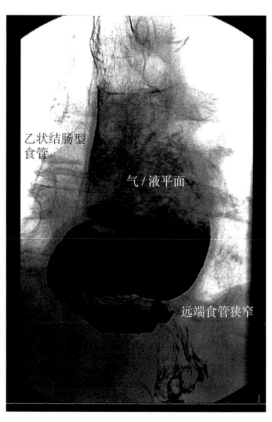

乙状结肠型
食管

气 / 液平面

远端食管狭窄

图 2.12　食管钡餐造影。终末期贲门失弛缓伴扩张的
乙状结肠型食管

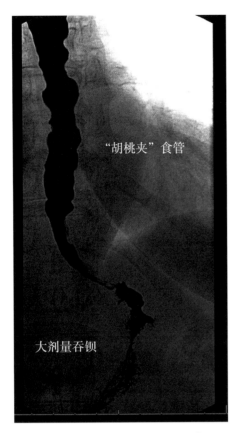

图 2.13 食管钡餐造影。弥漫性食管痉挛

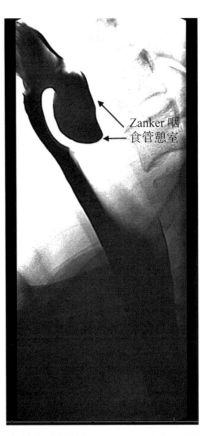

图 2.14 食管钡餐造影。Zanker 咽食管憩室（箭头所指处）（1）

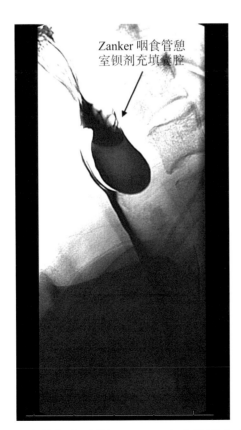

图 2.15 食管钡餐造影。Zanker 咽食管憩室（箭头所指处）（2）

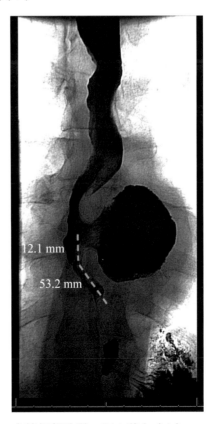

图 2.16 食管钡餐造影。膈上憩室（1）

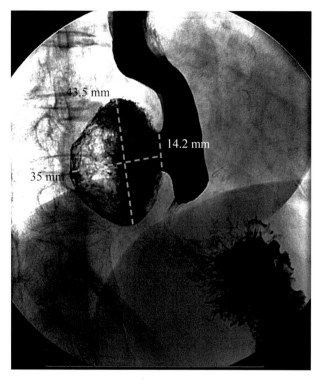

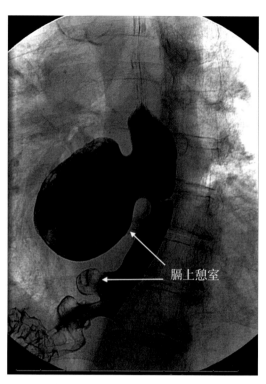

图 2.17　食管钡餐造影。膈上憩室（2）

图 2.18　食管钡餐造影。膈上憩室（箭头所示）

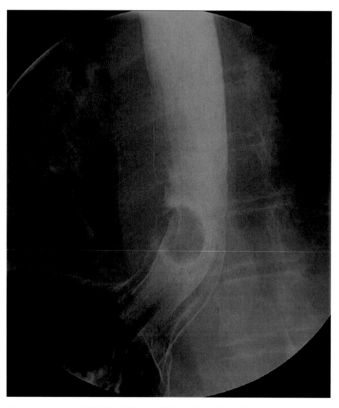

图 2.19　食管钡餐造影。食管纤维血管息肉

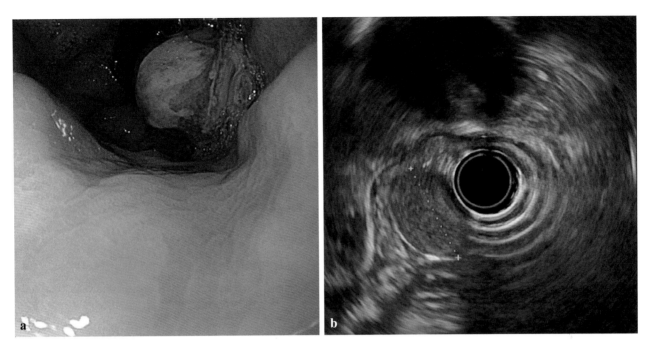

图 2.20　内镜（a）及内镜下超声（b）。食管纤维血管息肉

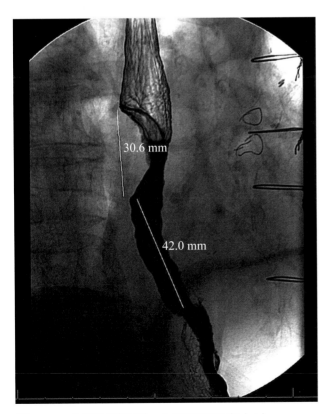

图 2.21　食管钡餐造影。食管平滑肌瘤（1）

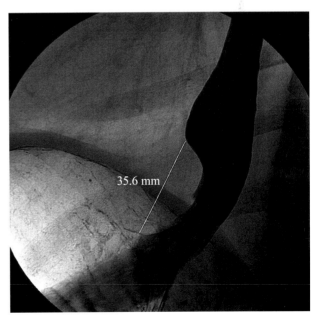

图 2.22　食管钡餐造影。食管平滑肌瘤（2）

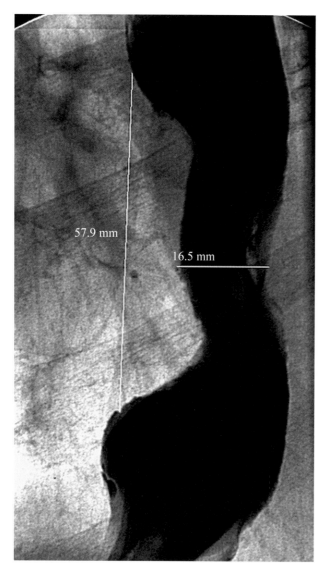

图 2.23 食管钡餐造影。远端食管腺癌（1）

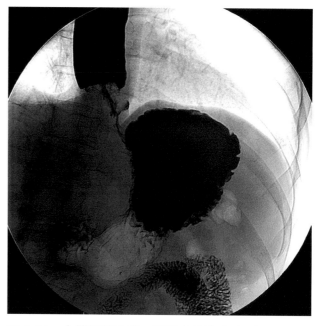

图 2.24 食管钡餐造影。远端食管腺癌（2）

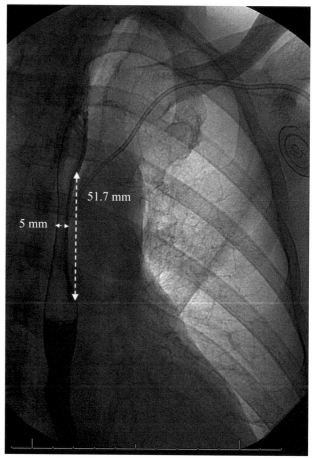

图 2.25 食管钡餐造影。胸中段食管鳞状细胞癌

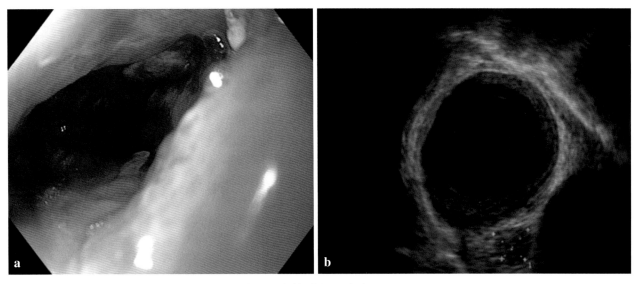

图 2.26 内镜（a）及内镜下超声（b）。胸中段食管鳞状细胞癌

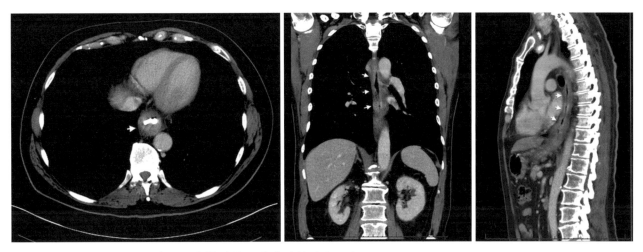

图 2.27 胸部 CT 扫描。胸中段食管鳞状细胞癌（箭头所示）

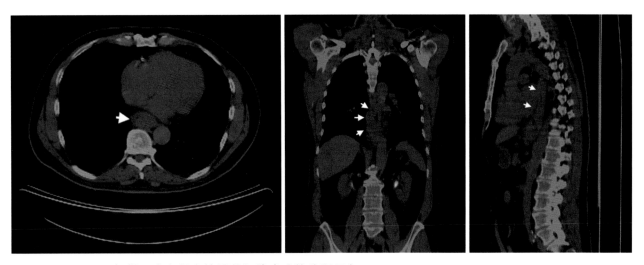

图 2.28 PET-CT 扫描。胸中段食管鳞状细胞癌（箭头所示）

（胡伟鹏 周建丰 译，袁勇 校）

· 推荐阅读 ·

[1] Abdelhakeem A, Patnana M, Wang X, et al. Influence of baseline positron emission tomography in metastatic gastroesophageal cancer on survival and response to therapy. Oncology. 2021;99:659–64.

[2] Allaix ME, Borraez Segura BA, Herbella FA, Fisichella PM, Patti MG. Is resection of an esophageal epiphrenic diverticulum always necessary in the setting of achalasia? World J Surg. 2015;39:203–7.

[3] Bello B, Zoccali M, Gullo R, Allais M, Gasparaitis A, Patti MG. GERD and antireflux surgery. What is the proper work-up? J Gastrointest Surg. 2013;17:14–20.

[4] Blonski W, Kumar A, Feldman J, Richter JE. Timed barium swallow: diagnostic role and predictive value in untreated achalasia, esophagogastric junction outflow obstruction, and non-achalasia dysphagia. Am J Gastroenterol. 2018;113:196–203.

[5] Hertault H, Gandon A, Behal H, et al. Incidence and risk factors for diaphragmatic herniation following esophagectomy for cancer. Ann Surg. 2021;274:758–65.

[6] Ishaq S, Siau K, Lee M, et al. Zenker's diverticulum: can protocolised measurements with barium swallow predict severity and treatment outcomes? The "Zen-Rad" study. Dysphagia. 2021;3:393–401.

[7] Pauwels A, Boecxstaens V, Andrews CN, et al. How to select patients for antireflux surgery? The ICARUS guidelines (interna-tional consensus regarding preoperative examinations and clinical characteristics assessment to select adult patients for antireflux surgery). Gut. 2019;68:1928–41.

[8] Plat VD, Bootsma BT, Straatman J, et al. The clinical suspicion of a leaking intrathoracic esophagogastric anastomosis: the role of CT imaging. J Thorac Dis. 2020;12:7182.

[9] Schlottmann F, Andolfi C, Herbella FA, Rebecchi F, Allaix ME, Patti MG. GERD: presence and size of hiatal hernia influence clinical presentation, esophageal function, reflux profile, and degree of mucosal injury. Am Surg. 2018;84:978–82.

[10] Weitzendorfer M, Köhler G, Antoniou SA, et al. Preoperative diagnosis of hiatal hernia:barium swallow X-ray, high-resolution manometry, or endoscopy? Eur Surg. 2017;49:210–7.

3 内镜诊断及治疗

Diagnostic and Interventional Endoscopy

Yutaka Tomizawa and Irving Waxman

【摘 要】

对于食管恶性肿瘤患者，内镜检查被广泛应用于诊断和治疗局限于黏膜的肿瘤。食管切除术是食管恶性肿瘤的一种治疗方式，尽管手术操作日益进步，外科手术仍伴随着一定的围手术期风险，特别是对于老年人。围手术期风险的增加在一定程度上与老龄化人口中共病情况有关，特别是肥胖、吸烟、饮酒等。高级别上皮内瘤变（HGD）有进展为癌的风险，建议对其行内镜下治疗。HGD 代表内镜干预的基本指征，而低级别上皮内瘤变（LGD）通常仅需要按照指南建议进行内镜监测随访。随着黏膜切除术及消融术在表浅黏膜食管癌良好治疗结果的报道，内镜治疗已被广泛应用于早期癌症。

【关键词】

内镜下黏膜切除术·黏膜下剥离术·射频消融·经口内镜下食管肌切开术

3.1 内镜治疗适应证

在食管肿瘤患者的内镜管理中，主要目标是对位于黏膜的病变进行诊断和治疗。食管切除术作为一种治疗手段，尽管外科操作不断进步，但仍然伴随着围手术期风险，尤其是对于年长的患者。围手术期风险的增加在很大程度上与老年患者中共病情况有关，比如肥胖、吸烟和饮酒等因素。由于高级别上皮内瘤变（high-grade dysplasia，HGD）有癌变风险，因此建议进行内镜下治疗。HGD 是进行内镜干预的指征，而低级别上皮内瘤变（low-grade dysplasia，LGD）通常只需要按照指南建议进行内镜监测[1-4]。随着黏膜切除术及消融术在表浅黏膜食管癌良好治疗结果的报道，内镜治疗已被广泛应用于早期癌症[5-7]。

内镜观察评估是判断内镜治疗适应证的关键（图 3.1 ~ 图 3.4）。隆起病灶适合行内镜下黏膜切除术（endoscopic mucosal resection，EMR），而溃疡或凹陷性病变往往浸润更深并伴炎症反应，很难将其黏膜层与黏膜下层分离（图 3.5），不适合

Y. Tomizawa (✉)
Division of Gastroenterology, Harborview Medical Center, University of Washington, 410 9th Avenuc, Seattle, WA 98104, USA
e-mail: ytomizawa@medicine.washington.edu; yutaka.tomizawa@uchospitals.edu

I. Waxman
Department of Internal Medicine Rush, University Medical Center, 1725 W. Harrison Street Professional Office Building, Suite 207, Chicago, USA
e-mail: iwaxman@medicine.bsd.uchicago.edu

© The Author(s), under exclusive license to Springer Nature Switzerland AG 2022
F. A. M. Herbella and M. G Patti (eds.), *Atlas of Esophageal Surgery*,
https://doi.org/10.1007/978-3-031-12790-8_3

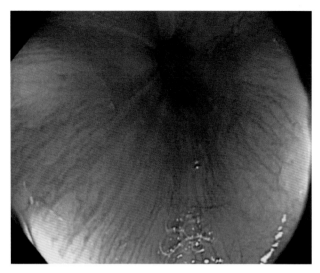

图 3.1　正常食管：在水平面上排列成网状的粉白色黏膜及分支血管

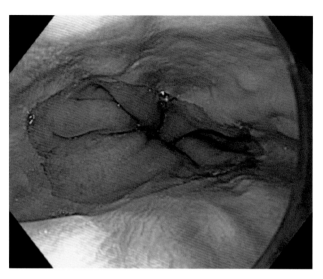

图 3.2　反流性食管炎：1 个或 1 个以上的黏膜破损，长径小于 5 mm（LA 分级为 A 级）

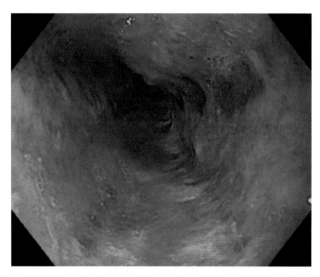

图 3.3　反流性食管炎：黏膜破损有融合，至少达到 75% 的食管周径（LA 分级为 D 级）

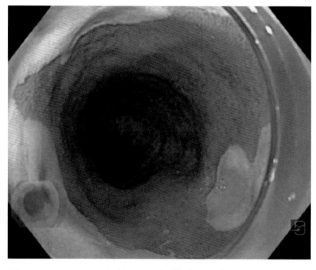

图 3.4　Barrett 食管：胃食管交界处口侧的橘红色黏膜

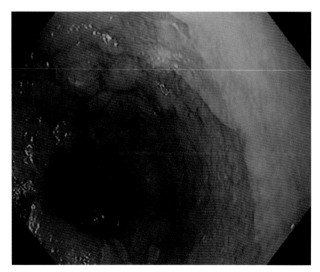

图 3.5　Barrett 食管内的局灶结节状病变

进行内镜切除。病变大小是 EMR 适应证的另一个决定因素，通常直径小于 2 cm 的病变适合进行 EMR[8]，内镜黏膜下剥离术（endoscopic submucosal dissection，ESD）可对大于 2 cm 的病变进行整块切除。食管癌淋巴结转移很常见，甚至在早癌阶段，这是因为食管淋巴网丰富，黏膜下浸润的转移风险高。射频消融（radiofrequency ablation，RFA）常被应用于 Barrett 食管的治疗。Barrett 食管并发巨大裂孔疝或息肉样病变则不适合行 RFA。

最后，经口内镜下肌切开术（peroral endoscopic myotomy，POEM）是内镜下切开食管下段括约肌（lower esophageal sphincter，LES）的一种手术方式，

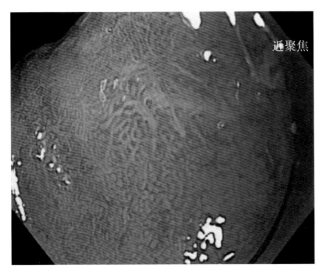

图 3.6　高分辨率内镜近聚焦模式下的 Barrett 食管内Ⅱc 病变（更新版巴黎分型）

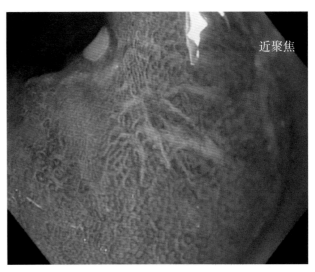

图 3.7　放大 NBI 色素内镜模式下的 Barrett 食管内Ⅱc 病变（更新版巴黎分型）

用于贲门失弛缓的治疗。尽管随机临床试验的长期数据尚未证实 POEM 与腹腔镜肌切开术、内镜下球囊扩张术的优劣，现有数据提示 POEM 似乎是一种有前景的替代方法。

3.2　术前工作

第一步是用高分辨率内镜对目标病灶进行仔细观察及识别肿瘤边界（图 3.6）。更新版巴黎（Paris）分型将表浅食管病灶分成不同类型[9]：

- 隆起带蒂型（0-Ⅰp）。
- 隆起扁平型（0-Ⅰs）。
- 浅表隆起型（0-Ⅱa）。
- 浅表平坦型（0-Ⅱb）。
- 浅表凹陷型（0-Ⅱc）。
- 溃疡型（0-Ⅲ）。
- 混合型。

临床上经常使用色素内镜提高黏膜病变显现。靛胭脂是一种唯一不被黏膜吸收的局部染料。有些吸收性染料可与细胞内 DNA 结合，具有一定致癌性，较少应用于内镜染色。

目前光学色素内镜伴窄带成像（narrow-band imaging，NBI）被广泛应用（图 3.7），通过应用窄带光谱进一步突出黏膜结构和血管形态[10]。

超声内镜（endoscopic ultrasound，EUS）通常用于病变深度的评估，目前认为是食管癌术前局部分期，特别是 T 分期最准确的技术（图 3.8 和图 3.9）。研究表明，结合 EUS 和正电子发射计算机断层扫描（PET-CT）可提高食管癌术前分级判断[11]。尽管有高频超声探头的辅助，还是很难鉴别黏膜内癌与黏膜下层癌[12]。EUS 的另一个不足之处是可重复性和有效性。EUS 尽管常被用于肿瘤病变的评估，但对于表浅癌可能不是十分必要。

3.3　内镜下黏膜切除术

生理盐水配肾上腺素（1∶100 000~1∶200 000）被广泛应用于黏膜注射下切除术，注射液体量根据病变大小而定，范围为 5~50 mL。如果完全切除病变前缓冲垫消散，则需要重复注射。黏膜下注射时对病变的观察十分重要，这有助于判断是否行 EMR。病变抬举失败的原因包括肿瘤侵及黏膜下层或先前黏膜切除后形成的黏膜下纤维化，这时就需考虑其他的治疗方式。

EMR 常见术式包括透明帽法（C-EMR）、套扎器法。行 C-EMR 时，先在内镜头端安装透明塑料帽，在黏膜下注射后，打开圈套器并将其置于顶端凹槽内，通过轻轻按压并抽吸正常黏膜覆盖透明帽口，接着将内镜置于目标病变处并将其抽吸至透明帽内，在圈套器套取病变后运用烧灼电流切割病变组织（图 3.10 和图 3.11），术后可将切除的组织收集透明帽内。在套扎器法中，将病变吸引至套扎装

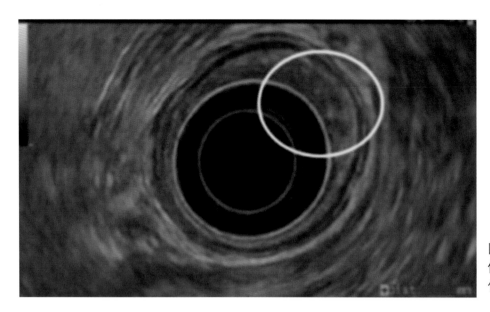

图 3.8　超声内镜（EUS）：侵及黏膜下层的低回声占位，管壁回声不均匀

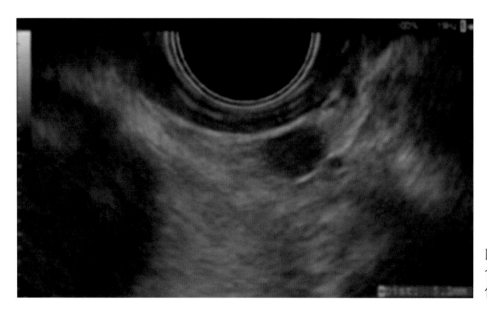

图 3.9　超声内镜（EUS）：食管旁淋巴结（椭圆状，低回声，边界清晰）

置内，于病变基底部套扎橡皮圈，然后将圈套器置于套扎环底部，通电切除病变，其中黏膜下注射并非必需步骤。

3.4 内镜黏膜下剥离术

在 ESD 手术的过程中，需要运用到头端带有透明帽的前视单通道内镜与二氧化碳注气。首先应用氩离子凝固术（APC 70 W，电流 2.0 L/min）在病灶边缘 0.5 cm 仔细地电凝标记切除范围，否则无标记切除时，很难确定病灶边界（图 3.12）。

接着将混有 0.3% 羟丙甲纤维素和生理盐水的靛胭脂溶液，通过注射针注入黏膜下层，将其病变与黏膜肌层分离（图 3.13）。接着用切开刀环形切开病变周围部分黏膜，离断黏膜下纤维组织，根据需要可重复黏膜下注射。电切最常用的是混合电流伴电凝。可采取电刀、热活检钳、止血夹或组合上述方法减少、控制出血（图 3.14）。目前暂未证实某种类型的手术刀优于其他类型。

3.5 射频消融

RFA 通常是一种渐进式环周消融技术，然后对任何残留病变进行局灶消融。初次环周消融可采

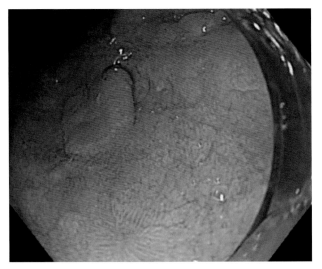

图 3.10 EMR 术前 Barrett 食管内的结节状病变

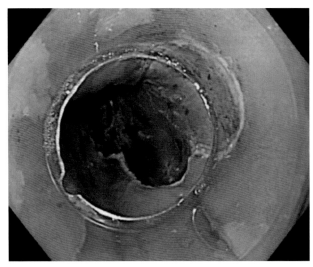

图 3.11 结节状病变 EMR 完全切除术后将愈合形成瘢痕

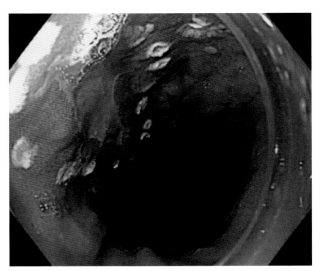

图 3.12 ESD 剥离前电凝标记病变区域

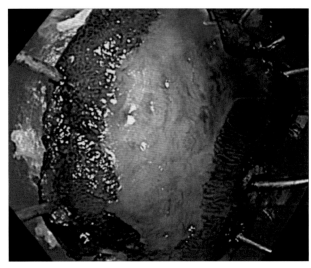

图 3.13 ESD：将病变与黏膜肌层分离

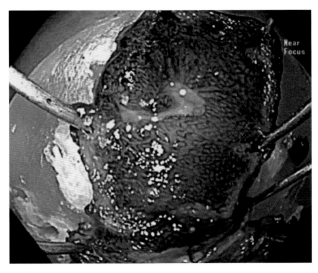

图 3.14 ESD：用止血夹环行剥离病变

用双极球囊电极实现，残余病变的补充治疗可通过内镜头端安装具有双极电极的铰链式平台实现。手术第一步是通过冲洗清除食管壁黏液，随即记录胃皱襞顶部及病变近端的位置，插入引导丝，拔出内镜，保留导丝。顺导丝置入一定尺寸的消融导管，通过脚踏开关控制导管的充气状态（导管上有以厘米为单位的刻度标尺供参考）。根据食管内径，选择合适的射频导管型号。电极缠绕于球囊外，现有 5 种不同直径的消融导管（扩张后直径分别为 18 mm、22 mm、25 mm、28 mm 和 31 mm）。顺导丝插入消融导管，内镜置于射频导管旁。在内镜视野中，电极近端放置于病变口侧 1 cm 处。随即充气展开消融导管球囊上的电极板并释放射频能量。能量传递通常持续不到 2 秒，之后球囊会自动放气。然后将导管移向远处，将气囊重新放置于与前次消融区域重叠 5~10 mm 处，重复上述过程直至病变全段均接受消融处理（图 3.15）。完成病变的全段消融后拔出导丝、消融导管及内镜。对于局部消融来说，主要通过内镜头端电极片的通电实现。将电极与黏膜病变密切贴合，再通过内镜头端的电极矩阵传导消融电流。

3.6 经口内镜下肌切开术

由于 POEM 手术过程耗时且复杂，因此需要在全身麻醉下进行。术者通常会使用具有大口径钳道的前向治疗内镜，并应用 CO_2 充气。内镜前端的透明帽对于食管黏膜破损的夹闭十分重要。外套管用于保持内镜的位置，以避免手术过程中黏膜切口处的黏膜撕裂。POEM 术前应行食管胃十二指肠镜的检查，以评估是否存在其他病变及判断胃食管交界处（gastroesophageal junction，GEJ）距门齿的距离。首先需确定黏膜下层隧道入口，通常定于距 GEJ 10~15 cm 处。黏膜下注射混有染料（如靛胭脂）的生理盐水后，在前壁电切出一长 2 cm 切口以暴露黏膜下层，随即在食管腔内行半圆切开，建立黏膜下隧道，朝着右前（2 点钟方向）向胃小弯行肌切开术。环形肌的剥离通常在黏膜下隧道中黏膜入口

点远端 2 cm 处开始，且绝大多数患者都会开展环形肌剥离。黏膜下隧道剥离层面保持在固有肌层附近，以免损伤黏膜平面。黏膜下隧道向下延伸至贲门的 GEJ 以下 2~3 cm。由于剥离位置接近 GEJ 水平，阻力增加，随后黏膜下间隙迅速扩张，血管丰富，这是内镜测量最佳解剖长度（平均 6~8 cm）的标志[13]。肌切开术完成后，内镜从黏膜下隧道撤出。为确保肌充分切开，内镜需顺利通过食管腔及 GEJ。最后采用内镜夹子封闭隧道入口处。

3.7 内镜治疗术后管理

内镜治疗后，抑酸治疗十分重要，这不仅仅可以减少患者不适，还可促进食管黏膜愈合，所有患者需接受高剂量质子泵抑制剂（proton pump inhibitors，PPI）维持治疗。此外，建议联合使用组胺受体抑制剂与硫糖铝强化抑酸 2 周，之后 PPI 继续维持治疗。患者术后 24 小时应采取流质饮食，24 小时后根据症状可逐渐过渡为软食，耐受后可正常饮食。患者可能会有胸部不适、吞咽困难等症状，通常这些症状会逐渐缓解并消失。

如果患者诉有严重胸痛、发热或两者都有时，需安排影像学检查，如 CT，特别是在明显怀疑有严重并发症的情况下，以排除穿孔。接受 POEM 手术的患者通常需住院观察，完善钡餐造影，术后第 1 天才可恢复进食。如果无造影剂漏出，可尝试流食，数天后可恢复正常饮食。

3.8 内镜治疗不足

EMR 术中，在黏膜下注射时观察病变是否被抬起是至关重要的，非抬举征往往提示黏膜下层浸润或黏膜切除术后形成的黏膜下纤维化，此时需考虑更换手术方式。

套扎 EMR 中，存在的问题包括，无法确定单次切除后的部位（除非撤出内镜）。此外，橡皮圈遮住了对侧，缩小了视野。部分专家建议预先注射稀释的肾上腺素配生理盐水，这既能确认组织延展性，还可减少影响视野的出血发生[8]。

C-EMR 中，组织被圈套器圈套后，释放出透

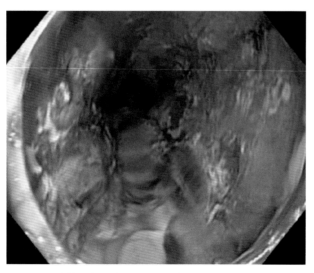

图 3.15 射频消融（RFA）：环状消融 Barrett 食管黏膜

明帽，通过评估胃肠道壁的反应以确定圈套的组织是否来自黏膜。如果存在管壁运动，需考虑到固有肌层被套住的可能。

ESD 中，通常选用 HookKnife™（Olympus America，Center Valley，PA）作为手术刀。由于穿孔风险大，常用于胃部 ESD 的绝缘刀（IT 刀）不适于食管病变 ESD。当 HookKnife™ 的尖端插入黏膜下层，黏膜被钩住，用刀钩部分进行切开以预防穿孔[14]。钩刀的臂部用于纵向黏膜切开，黏膜被刀的臂部捕获，并通过喷射电凝和内切模式相结合的方式进行切割，以防止黏膜下剥离时出血。

RFA 中，球囊外径需比食管最窄内径小。在既往黏膜切除术的患者中，射频导管应比实际测量小一号。估计球囊的平均内径都超过 4 cm，但这可能高估了 EMR 瘢痕部位的食管内径。

在 POEM 中，保留纵向肌肉是保持黏膜完整性的关键。重要的是，在良好的视野下通过切口部位一步一步行肌切开术，直到在肌切开部位底部识别出纵向肌肉层。为了避免肌肉层的意外断裂，需要谨慎地进行 CO_2 充气和内镜操作。

（邓凯　周建丰　译，袁勇　校）

参考文献

[1] Wang KK, Sampliner RE. Updated guidelines 2008 for the diagnosis, surveillance and therapy of Barrett's esophagus. Am J Gastroenterol. 2008;103:788–97.

[2] Spechler SJ, Sharma P, Souza RF, Inadomi JM, Shaheen NJ. American Gastroenterological Association medical position statement on the management of Barrett's esophagus. Gastroenterology. 2011;140:1084–91.

[3] Evans JA, Early DS, Fukami N, Ben-Menachem T, Chan-drasekhara V, Chathadi KV, et al. The role of endoscopy in Barrett's esophagus and other premalignant conditions of the esophagus. Gastrointest Endosc. 2012;76:1087–94.

[4] Fitzgerald RC, di Pietro M, Ragunath K, Ang Y, Kang JY, Watson P, et al. British Society of Gastroenterology guidelines on the diagnosis and management of Barrett's oesophagus. Gut.2014;63:7–42.

[5] Haidry RJ, Dunn JM, Butt MA, Burnell MG, Gupta A, Green S, et al. Radiofrequency ablation and endoscopic mucosal resection for dysplastic Barrett's esophagus and early esophageal adenocarcinoma: outcomes of the UK National Halo RFA Registry. Gastroenterology. 2013;145:87–95.

[6] Phoa KN, Pouw RE, van Vilsteren FG, Sondermeijer CM, Ten Kate FJ, Visser M, et al. Remission of Barrett's esophagus with early neoplasia 5 years after radiofrequency ablation with endoscopic resection: a Netherlands cohort study. Gastroenterology. 2013;145:96–104.

[7] Guarner-Argente C, Buoncristiano T, Furth EE, Falk GW, Ginsberg GG. Long-term outcomes of patients with Barrett's esoph-agus and high-grade dysplasia or early cancer treated with endoluminal therapies with intention to complete eradication. Gastrointest Endosc. 2013;77:190–9.

[8] Wang KK, Prasad G, Tian J. Endoscopic mucosal resection and endoscopic submucosal dissection in esophageal and gastric cancers. Curr Opin Gastroenterol. 2010;26:453–8.

[9] Endoscopic Classification Review Group. Update on the Paris classification of superficial neoplastic lesions in the digestive tract. Endoscopy. 2005;37:570–8.

[10] Tomizawa Y, Waxman I. Enhanced mucosal imaging and the esophagus—ready for prime time? Curr Gastroenterol Rep. 2014;16:389–96.

[11] Wani S, Das A, Rastogi A, Drahos J, Ricker W, Parsons R, et al. Endoscopic ultrasonography in esophageal cancer leads to improved survival rates: results from a population-based study. Cancer. 2015;121:194–201.

[12] Larghi A, Lightdale CJ, Memeo L, Bhagat G, Okpara N, Rotterdam H. EUS followed by EMR for staging of high-grade dysplasia and early cancer in Barrett's esophagus. Gastrointest Endosc. 2005;62:16–23.

[13] Inoue H, Santi EG, Onimaru M, Kudo SE. Submucosal endoscopy: from ESD to POEM and beyond. Gastrointest Endosc Clin N Am. 2014;24:257–64.

[14] Oyama T. Esophageal ESD: technique and prevention of complications. Gastrointest Endosc Clin N Am. 2014;24:201–12.

4 食管功能检测

Esophageal Function Tests

Rafael Melillo Laurino Neto, Fernando A. M. Herbella, Francisco Schlottmann, and Marco G. Patti

【摘 要】

芝加哥分类（Chicago Classification）很好地定义了食管测压的实施和分析，也对食管运动障碍进行了分类命名。动态 pH 监测是客观诊断胃食管反流病的金标准。该检测也有助于确定反流的严重程度以及症状和反流发作之间的时间相关性。因此，食管功能检测是大多数食管手术前检查的重要组成部分。

【关键词】

食管运动障碍 • 胃食管反流病 • 高分辨率食管测压 • 动态 pH 监测

4.1 引言

食管高分辨率测压的实施和分析，目前由芝加哥分类（Chicago Classification）明确定义，该分类也描述了诊断食管动力疾病的分级诊断步骤。里昂共识（Lyon Consensus）定义了胃食管反流病（GERD）诊断（pH 监测）的客观指征和解释。动态 pH 监测是客观诊断胃食管反流病的金标准。该检测也有助于确定反流的严重程度以及症状和反流发作之间的时间相关性。因此，食管功能检测是大多数食管手术前检查的重要组成部分。

4.2 食管测压

食管测压法提供了一个客观评价食管上、下括约肌和食管体运动能力的手段。尽管目前高分辨率食管测压（high-resolution manometry，HRM）已经可以完成更为快捷和直观的监测，食管测压在临床实践中仍未得到充分利用（图 4.1）。

4.2.1 指征

近年来，因为技术进步和广泛使用，食管测压的检查指征逐渐扩展（表 4.1）[8-10]。

R. M. L. Neto
Department of Surgery, 9 de Julho University, São Paulo, Brazil

F. A. M. Herbella (✉)
Department of Surgery, Escola Paulista de Medicina, Rua Diogo de Faria 1087 cj 301, 04037-003, São Paulo, SP, Brazil
e-mail: herbella.dcir@epm.br

F. Schlottmann
Department of Surgery, University of Illinois at Chicago, 820

S Wood Street, Rm 611, Clinical Sciences North, Chicago, IL 60612, USA

M. G. Patti
Department of Surgery, University of Virginia, Charlottesville, VA, USA

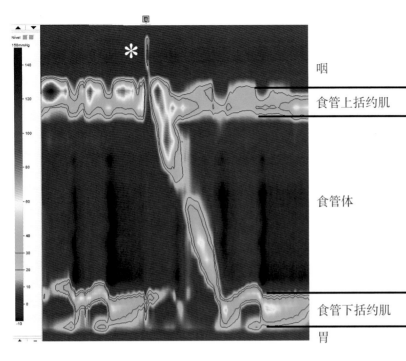

咽
食管上括约肌
食管体
食管下括约肌
胃

图 4.1　正常高分辨率测压结果图。通过导管上一系列传感器，将咽部至胃部的肌肉收缩，转化为代表不同压力梯度的彩色图示（＊）

表 4.1　食管测压目前应用指征

明确指征	新指征
评估无法解释的食管症状	肥胖手术或肺移植手术前，食管蠕动功能评估
精准的 pH 监测探头和阻抗探头的放置	贲门失弛缓术后随访
术前食管蠕动功能评估： 　a. 抗反流手术； 　b. 食管肌层切开术	
术后吞咽梗阻评估	
反刍症状评估（带阻抗）	
硬皮病评估	

注：参考 Gyawali 等人[24]；已获授权。

表 4.2　基于高分辨率测压的食管运动障碍分类

运动障碍		测压表现
食管胃结合部流出障碍	贲门失弛缓	食管下括约肌达松弛异常，同时 100% 蠕动无效
	胃食管交界处流出梗阻	食管下括约肌达松弛异常，同时 ≥ 20% 食丸内压力升高。蠕动正常
	收缩力缺失	食管下括约肌松弛正常，同时 100% 蠕动无效
蠕动障碍	远端食管痉挛	≥ 20% 吞咽时出现过早/痉挛收缩
	食管高收缩	≥ 20% 吞咽时出现高收缩状态
	食管无效运动	>70% 无效吞咽，或 ≥ 50% 蠕动无效

4.2.2 食管运动障碍分类

食管运动障碍目前按芝加哥分类法进行分类。芝加哥分类的第一版于 2009 年由芝加哥西北大学的一个胃肠病学专家小组发布，他们也是食管高分辨率测压技术的先驱。该分类方案被定期更新，参与研究的小组最终发展成一个全球性的专家组织。分类 4.0 版本在 2021 年发布，对食管运动障碍的描述将基于这个新版本（表 4.2）。

4.2.2.1 贲门失弛缓症

贲门失弛缓症定义为食管下括约肌的松弛异常

和蠕动缺失。根据芝加哥分类，基于食管压力，贲门失弛缓症被分为三类：①Ⅰ型，食管压力缺失。②Ⅱ型，吞咽时存在至少 20% 的全食管压力。③Ⅲ型，吞咽时至少存在 20% 的过早收缩（图 4.2）。

4.2.2.2 胃食管交界处流出梗阻

胃食管交界处流出梗阻的定义，是指食管正常蠕动，但食管下括约肌出现松弛异常。其在临床相关的表现仅考虑在：①有其他支持性的检查证据，如钡餐记录到胃食管交界处的梗阻。②存在胸痛和（或）吞咽困难。芝加哥分类清楚地指出，他们

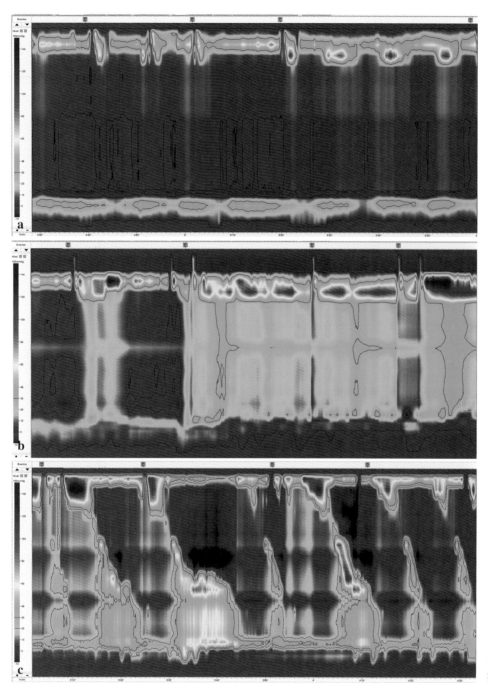

图 4.2　a~c. 贲门失弛缓症的测压表现

的评价体系并不适用于手术后患者。然而，胃食管交界处流出梗阻作为胃食管交界处手术后伴有吞咽困难患者的临床诊断却屡见不鲜，目前考虑术后患者吞咽困难可能是多种因素下出现的吞咽困难症状（图 4.3）。

4.2.2.3　收缩力缺失

收缩力缺失（或蠕动失败），区别于贲门失弛缓症和其他可能导致肌肉收缩缺失的疾病（如结缔组织病）的蠕动障碍。其定义为 100% 的蠕动失败，但食管下括约肌松弛正常（图 4.4）。

4.2.2.4　远端食管痉挛

远端食管痉挛的定义，是指存在至少 20% 的过早收缩，但收缩力正常。症状（吞咽困难或胸痛）对于临床意义的诊断是必要的，而胃食管反流病必须被排除为运动障碍的原因（图 4.5）。

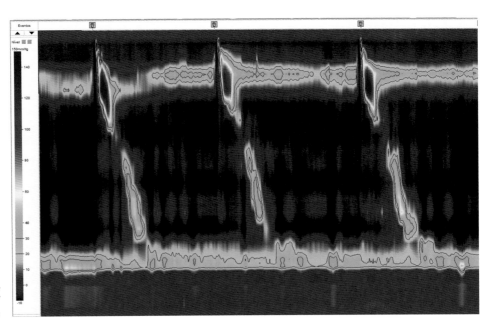

图 4.3 功能性胃食管交界处流出梗阻的测压表现

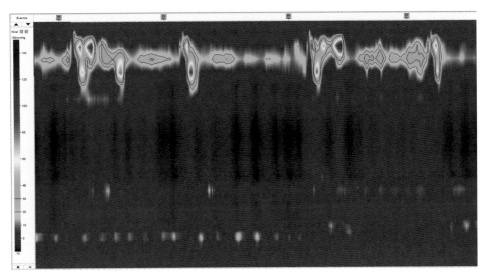

图 4.4 收缩力缺失的测压表现

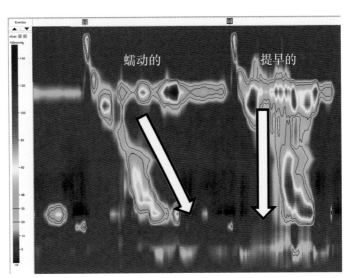

图 4.5 一例远端食管痉挛的测压表现

4.2.2.5 食管高收缩

食管高收缩的定义为吞咽时至少超 20% 的过度蠕动活力。Jackhammer 食管在之前被认为是此定义，但现在 Jackhammer 食管被认为是食管高收缩的一个亚型（当存在重复延长的收缩时）。临床症状（吞咽困难或胸痛）对于诊断是必备条件，但胃食管反流病作为主要的鉴别诊断需要认真辨别（图 4.6）。

4.2.2.6 食管无效运动

食管无效运动的定义，指食管的蠕动障碍 >70% 无效吞咽，或 ≥ 50% 蠕动失败。胃食管反流病同样是主要的鉴别诊断（图 4.7）。

4.3 食管运动和胃食管反流

胃食管反流可能会影响食管运动。如前所述，在诊断原发性食管运动障碍之前，必须排除 GERD

的因素导致的食管运动障碍。

单纯的高分辨率食管测压难以诊断 GERD，因为 GERD 可以出现在正常食管下括约肌的情况下，发生于短暂的下括约肌松弛，或者经膈压力梯度的非平衡状态下。另一方面，低张力的食管下括约肌并不等同于 GERD，因为其他生理性的抗反流机制可防止反流。

4.4 动态 pH 监测

4.4.1 指征
动态 pH 监测的指征目前已较为全面（表 4.3）。

4.4.2 说明
远端食管内的酸负荷，可以通过两种度量方式进行量化评估：酸暴露时间（acid exposure time，AET），或者 DeMeester 评分（DeMeester score，DMS）。

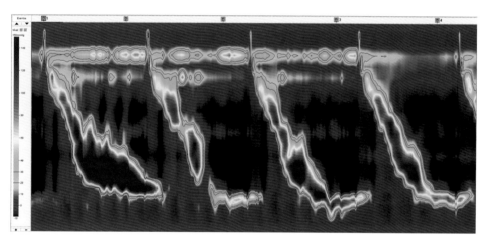

图 4.6　一例食管高收缩的测压表现（先前被称为"胡桃夹"或 Jackhammer 食管）

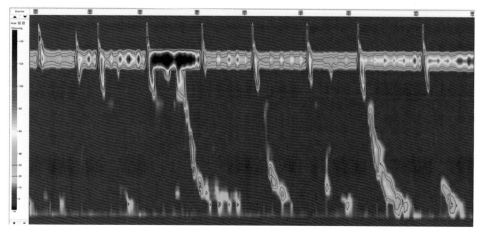

图 4.7　一例无效食管运动的测压表现

表 4.3　动态反流监测的指征

被证实的 GERD：
- 既往有 LA 分级为 C/D 的食管炎证据，活检证实的 Barrett 黏膜、消化性狭窄，或者阳性的 pH 研究→基于 PPI 治疗；
- PPI 治疗后仍存在持续症状（由于依从性差，或者仅有部分抑酸效果）；
- 诊断重叠的功能性失调（例如，功能性烧心和非阻塞性吞咽困难），以及反流高敏性（需排除病理性 AET）

未被证实的 GERD：
- 既往没有确凿的反流证据→基于脱离 PPI 治疗下的研究；
- 典型症状（烧心和酸反流），对经验性 PPI 治疗无反应；
- 非典型症状（胸痛、慢性咳嗽、喉部症状），以确定或排除 GERD；
- 有创干预之前的异常反流量记录；
- 诊断功能性烧心和反流高敏性（排除病理性酸反流）；
- 诊断胃上嗳气（pH 阻抗），以及反刍综合征（结合测压结果）

其他指征：
- 减肥手术前反流负荷的评估；
- 侵入性反流干预和手术后的反流负荷监测；
- 贲门失弛缓症行食管下括约肌消融术后的反流负荷监测

注：引自 Gyawali 等人[24]；已获授权。

当远端食管内 pH<4 的时间占比 <4% 时，AET 被认为是生理性的；而当 >6% 时，AET 被认为是病理性的；介于两者之间时，无法得出确切结论，需要另外的证据以诊断是生理性还是病理性 AET。

DMS 是一个复合型评分，采用 6 个 pH 监测的指标进行计算：①总反流发作次数。②食管腔 pH<4 的时长占比。③直立状态下，食管腔 pH<4 的时长占比。④卧位状态下，pH<4 的时长。⑤反流持续 ≥ 5 分钟的发作次数。⑥最长反流发作时间（分钟），如果 >14.7，则属于病理性（图 4.8）。

近端反流是一个有争议的话题，主要是因为目前并没有被广泛接受的正常参考值。

4.4.3　症状 - 反流相关性

除了 GERD 的存在外，pH 监测还可以显示症状和反流发作之间的时间关联。这种相关性有不同的量化计算方法。症状指数（symptom index，SI）定义为相关症状与所有症状的简单比例，SI>50% 时考虑阳性。症状关联概率（symptom association probability，SAP）是一个更可靠的指标，它考虑了研究中每 2 分钟阶段是否存在反流和（或）症状，并计算了偶然症状和反流发作的统计概率。当可能性仅是偶然 <5% 时（例如，$P<0.05$），SAP 即 >95%，考虑阳性。除此之外，从 pH 或 pH 阻抗研究中提取的数据计算出来的 Ghillebert 概率估计也是一个类似的度量（图 4.9）。

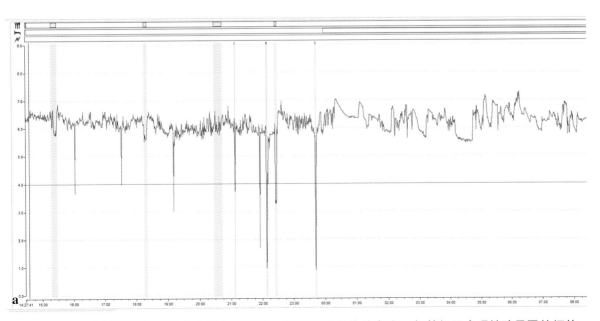

图 4.8　a. pH 监测显示的正常（生理）酸暴露，注意反流发作的存在，但其低于病理性酸暴露的阈值

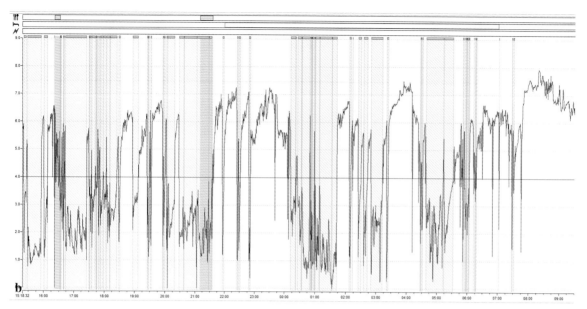

图 4.8 （续）b. 异常（病理）酸暴露。水平红线标表示 pH=4，这条线以下的所有记录都代表了反流的发作

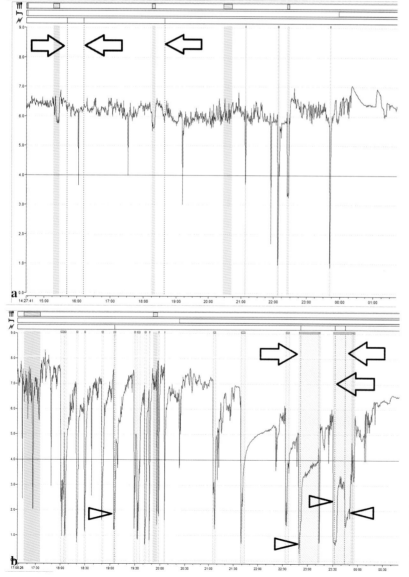

图 4.9　a. 症状和反流发作之间无相关性。b. 症状和反流发作之间具有强相关性。垂直虚线和箭头表示记录的症状时刻，三角箭头表示相应的反流发作

4.5 结论

对于大多数食管疾病患者的治疗而言，虽然基于症状的诊断和经验治疗是初始方法，但更详细的评估（如果有合适的指征），可以为更精细的诊断和更好的治疗效果提供数据支持。

我们相信，随着现有检测手段和量化方法的进步，以及评估其功能的新设备的开发，在不远的将来，将更好地实现食管疾病的治疗。

（王文凭　周建丰　译，袁勇　校）

参考文献

---

[1] El-Serag HB, Sweet S, Winchester CC, et al. Update on the epidemiology of gastro-oesophageal reflux disease: a systematic review. Gut 2014;63:871–80.

[2] Bolier EA, Kessing BF, Smout AJ, et al. Systematic review: questionnaires for assessment of gastroesophageal reflux disease. Dis Esophagus. 2015;28:105–20.

[3] Dent J, Vakil N, Jones R, et al. Accuracy of the diagnosis of GORD by questionnaire, physicians and a trial of proton pump inhibitor treatment: the Diamond Study. Gut.2010;59:714–21.

[4] Numans ME, Lau J, deWit NJ, et al. Short term treatment with proton-pump inhibitors as a test for gastroesophageal reflux disease: a meta-analysis of diagnostic test characteristics. Ann Intern Med. 2004;140:518–27.

[5] Shaheen NJ, Weinberg DS, Denberg TD, et al. Upper endoscopy for gastroesophageal reflux disease: best practice advice from the clinical guidelines committee of the American College of Physicians. Ann Intern Med. 2012;157:808–16.

[6] Katz PO, Gerson LB, Vela MF. Guidelines for the diagnosis and management of gastroesophageal reflux disease. Am J Gastroenterol. 2013;108:308–28.

[7] Roman S, Gyawali CP, Savarino E, et al. Ambulatory reflux monitoring for diagnosis of gastro-esophageal reflux disease: update of the Porto consensus and recommendations from an international consensus group. Neurogastroenterol. Motil. 2017;29:1– 15.

[8] Gyawali CP, Kahrilas PJ, Savarino E, et al. Modern diagnosis of GERD: the Lyon Consensus. Gut. 2018;67(7):1351–62.

[9] Gyawali CP, Roman S, Bredenoord AJ, et al. Classification of esophageal motor findings in gastroesophageal reflux disease: conclusions from an international consensus group. Neurogastroen-terol Motil. 2017;29, 13104.

[10] Savarino E, Bredenoord AJ, Fox M, et al. Expert consensus document: advances in the physiological assessment and diagnosis of GERD. Nat Rev Gastroenterol Hepatol. 2017;14:665–76.

[11] Silva RMBD, Herbella FAM, Gualberto D. Normative values for a new water-perfused high resolution manometry system. Arq Gastroenterol. 2018;55(Suppl 1):30–4.

[12] Yadlapati R, Kahrilas PJ, Fox MR, et al. Esophageal motility disorders on high-resolution manometry: Chicago classification, version 4.0. Neurogastroenterol Motil. 2021;33(1):e14058.

[13] Lafraia FM, Herbella FAM, Kalluf JR, Patti MG. A Pictorial Presentation of Esophageal High Resolution Manometry Current Parameters. Arq Bras Cir Dig. 2017;30(1):69–71.

[14] Pinna BR, Herbella FAM, de Biase N, Vaiano TCG, Patti MG. High-resolution manometry evaluation of pressures at the pharyngo-upper esophageal area in patients with oropharyngeal dysphagia due to vagal paralysis. Dysphagia. 2017;32(5):657–62.

[15] Richter JE. Oesophageal motility disorders. Lancet. 2001;358(9284):823–8.

[16] Carlson DA, Pandolfino JE. The Chicago criteria for esophageal motility disorders: what has changed in the past 5 years? Curr Opin Gastroenterol. 2012;28(4):395–402.

[17] Wilshire CL, Niebisch S, Watson TJ, Little VR, Peyre CG, Jones CE, Peters JH. Dysphagia postfundoplication: more commonly hiatal outflow resistance than poor esophageal body motility. Surgery. 2012;152(4):584–92;discussion 592–4.

[18] Abozaid HSM, Imam HMK, Abdelaziz MM, El-Hammady DH, Fathi NA, Furst DE. High-resolution manometry compared with the University of California, Los Angeles Scleroderma Clinical Trials Consortium GIT 2.0 in Systemic Sclerosis. Semin Arthritis Rheum. 2017;47(3):403–8.

[19] Gyawali CP, Zerbib F, Bhatia S, Cisternas D, Coss-Adame E, Lazarescu A, Pohl D, Yadlapati R, Penagini R, Pandolfino J. Chicago Classification update(V4.0): technical review on diagnostic criteria for ineffective esophageal motility and absent contractility. Neurogastroenterol Motil. 2021;e14134.

[20] Herbella FA, Raz DJ, Nipomnick I, Patti MG. Primary versus secondary esophageal motility disorders: diagnosis and implications for treatment. J Laparoendosc Adv Surg Tech A. 2009;19(2):195-8.

[21] Herbella FA, Tedesco P, Nipomnick I, Fisichella PM, Patti MG. Effect of partial and total laparoscopic fundoplication on esophageal body motility. Surg Endosc. 2007;21(2):285–8.

[22] Dell'Acqua-Cassão B, Herbella FA, Farah JF, Bonadiman A, Silva LC, Patti MG. Outcomes of laparoscopic Nissen

fundoplication in patients with manometric patterns of esophageal motility disorders. Am Surg. 2013;79(4):361–5.

[23] Pandolfino JE, Vela MF. Esophageal-reflux monitoring. Gastrointest Endosc. 2009;69(917–930):930.

[24] Gyawali CP, de Bortoli N, Clarke J. Indications and interpretation of esophageal function testing. Ann N Y Acad Sci. 2018;1434(1):239–53.

[25] Neto RML, Herbella FAM, Schlottmann F, Patti MG. Does DeMeester score still define GERD? Dis Esophagus. 2018;32:1–4.

[26] Kushnir VM, Sathyamurthy A, Drapekin J, et al. Assessment of concordance of symptom reflux association tests in ambulatory pH monitoring. Aliment Pharmacol Ther. 2012;35:1080–7.

[27] Aziz Q, Fass R, Gyawali CP, et al. Functional esophageal disorders. Gastroenterology. 2016;150:1368–79.

[28] Kamal AN, Clarke JO, Oors JM, Bredenoord AJ. The role of ambulatory 24-hour esophageal manometry in clinical practice. Neurogastroenterol Motil. 2020;32(10):e13861.

5

患者体位
Patient Positioning

Marco G. Patti, Fernando A. M. Herbella, and Bernardo Borraez

【摘　要】

　　本章阐述了治疗食管疾病的手术中患者的适当体位，包括腹腔镜抗反流手术、腹腔镜 Heller 肌切开术和 Ivor Lewis 杂交食管切除术。

【关键词】

　　腹腔镜抗反流手术 · 腹腔镜 Heller 肌切开术 · Ivor Lewis 杂交食管切除术

　　本专题阐述了治疗食管疾病的手术中患者的适当体位，包括腹腔镜抗反流手术、腹腔镜 Heller 肌切开术和 Ivor Lewis 杂交食管切除术，还展示并讨论了这些手术的切口布局。

5.1 腹腔镜抗反流手术、腹腔镜 Heller 肌切开术和 Ivor Lewis 杂交食管切除术腹腔镜部分的患者体位

　　如图 5.1~ 图 5.3 所示，患者仰卧在放了充气豆袋椅的手术床上，防止患者在使用屈氏（Trendelenburg）体位急剧翻转时滑动。在气管内麻醉诱导后，患者双腿伸在马镫上，膝盖弯曲 20°~30°。主刀医师站在患者两腿之间，两个助手分别站在患者的两侧。

5.2 腹腔镜抗反流手术、腹腔镜 Heller 肌切开术的戳卡位置

　　在剑突下 14 cm 插入气腹针或者穿刺鞘，向腹腔内充入二氧化碳气体使腹腔内压力达到 15 mmHg。我们建议您使用 0° 视野的光学戳卡（trocar）来获得通路。图 5.4 和图 5.5 展示了用于这些手术的 5 个 11 mm 戳卡的位置。用于插入摄像头的戳卡 1 放在和气腹针位置相同的地方。戳卡 2 放在左锁骨中线上，与戳卡 1 处于同一水平，可以插入巴氏（Babcock）钳，用来固定食管周围的潘氏（Penrose）引流管或离断胃短血管。戳卡 3 放在与前两个戳卡同一水平的右锁骨中线上，用来插入牵开器，抬起肝脏的左侧部分。戳卡 4 和戳卡 5 分别放在左、右

M. G. Patti (✉)
Department of Surgery, University of Virginia,
Charlottesville, VA, USA
e-mail: marco.patti@gmail.com

F. A. M. Herbella
Department of Surgery, Escola Paulista de Medicina, Rua
Diogo de Faria 1087 cj 301, São Paulo, SP 04037-003, Brazil
e-mail: herbella.dcir@epm.br

B. Borraez
Department of Clinical Sciences, Universidad Tecnológica
de Pereira, Pereira, Colombia
e-mail: b.borraez@utp.edu.co

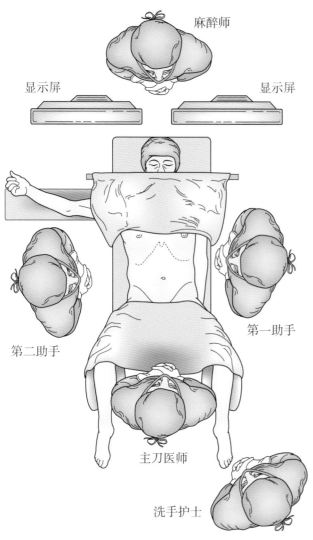

图 5.1　主刀医师站在患者两腿之间，两位助手分别站在患者的两侧

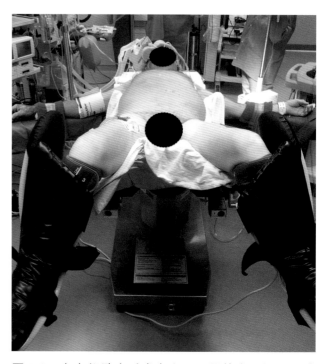

图 5.2　患者仰卧在手术台上，双腿伸在马镫上，膝盖弯曲 20°~30°

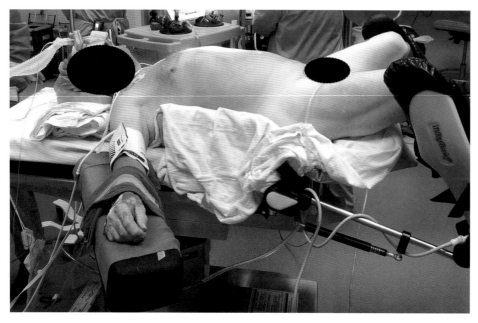

图 5.3　患者仰卧在放了充气豆袋椅的手术床上，防止患者在使用屈氏（Trendelenburg）体位急剧翻转时滑动

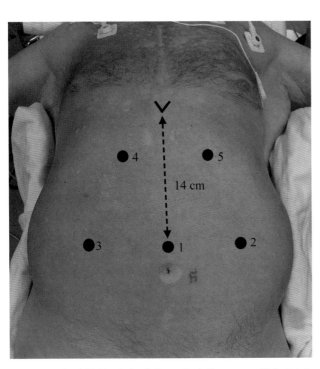

图 5.4 腹腔镜抗反流手术、腹腔镜 Heller 肌切开术 5 个 11 mm 戳卡的位置（详见正文）

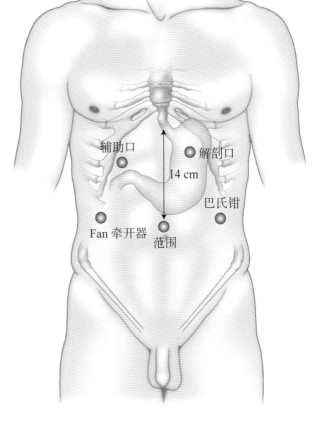

辅助口　解剖口
14 cm
巴氏钳
Fan 牵开器　范围

图 5.5 5 个戳卡的位置和作用

肋弓下缘，使其轴线与镜头形成约 120° 的角度，这两个戳卡用来插入游离和缝合器械。

5.3 Ivor Lewis 杂交食管切除术腹腔镜部分戳卡位置

在剑突下 16 cm 插入气腹针或者穿刺鞘，向腹腔内充入二氧化碳气体使腹腔内压力达到 15 mmHg。我们建议您使用 0° 视野的光学戳卡来获得通路。

图 5.6 展示了用于手术的 4 个 11 mm 戳卡和 1 个 12 mm 戳卡（用于插入吻合器）的位置。用于插入摄像头的戳卡 1 放在和气腹针位置相同的地方。戳卡 2 放在左锁骨中线上，与戳卡 1 处于同一水平，

可以插入巴氏钳，用来固定食管周围的潘氏引流管或离断胃短血管，也可插入吻合器。戳卡 3 放在与前两个戳卡同一水平的右锁骨中线上，用来插入牵开器，抬起肝脏的左侧部分；也可在行幽门成形时插入镜头。戳卡 4 和戳卡 5 分别放在左、右肋弓下缘，使其轴线与镜头形成约 120° 的角度，这两个戳卡用来插入游离和缝合器械。行幽门成形术时可在右上象限另添加一个 5 mm 戳卡（5 bis）。

5.4 Ivor Lewis 杂交食管切除术胸腔部分的患者体位

在行胸部手术时，患者处于左侧卧位，图 5.7 展示了右侧开胸的位置。

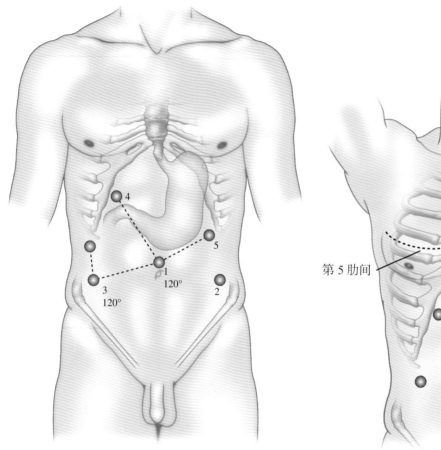

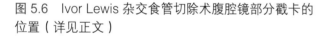

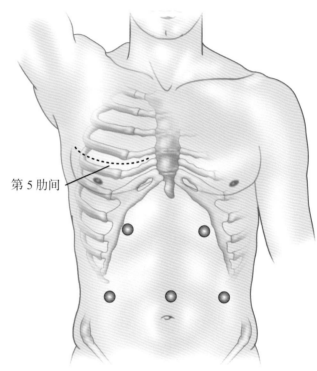

第 5 肋间

图 5.6   Ivor Lewis 杂交食管切除术腹腔镜部分戳卡的位置（详见正文）

图 5.7   Ivor Lewis 杂交食管切除术胸腔部分采用右开胸，患者处于左侧卧位

致谢   衷心感谢 Mauricio Ramirez，MD 在第 1 版中所做的贡献。

（林浩楠　周建丰　译，袁勇　校）

• 推荐阅读 •

[1] Allaix ME, Herbella FA, Patti MG. Hybrid trans-thoracic esophagectomy with side-to-side stapled intra-thoracic esophagogastric anastomosis for esophageal cancer. J Gastrointest Surg. 2013;17:1972–9.

[2] Schlottmann F, Murty NS, Patti MG. Simulation model for laparoscopic foregut surgery: the University of North Carolina foregut model. J Laparoendosc Adv Surg Tech A. 2017;27:661–5.

[3] Schlottmann F, Nurczyk K, Patti MG. Laparoscopic Heller myotomy and dor fundoplication: How I do it? J Laparoendosc Adv Surg Tech A. 2020;30:627–9.

[4] Schlottmann F, Nurczyk K, Patti MG. Laparoscopic Nissen fundoplication: How I do it? J Laparoendosc Adv Surg Tech A. 2020;30:639–41.

6 胃食管反流病的手术治疗
Operations for Gastroesophageal Reflux Disease

Marco G. Patti, Francisco Schlottmann, Fernando A. M. Herbella, and Bernardo Borraez

【摘　要】

　　该患者是一位 58 岁男性，主要病史如下：既往患有特发性肺纤维化（IPF），他的肺功能在过去 2 年间逐渐恶化。多年来，他都有胃酸反流和烧心等症状，夜间常因反流引起的咳嗽而惊醒。

【关键词】

　　胃食管反流病 • GERD • 腹腔镜全周胃底折叠术 • 部分前壁折叠术 • 部分后壁折叠术 • 括约肌增强器

6.1 临床资料

　　该患者是一位 58 岁特发性肺纤维化（idiopathic pulmonary fibrosis，IPF）的男性，他的肺功能在过去 2 年间逐渐恶化。多年来，他都有胃酸反流和烧心等症状，夜间常因反流引起的咳嗽而惊醒。他的辅助检查如下：

- 钡餐：3 cm 滑动性裂孔疝（图 6.1a）。
- 上消化道内镜检查：小食管裂孔疝及 B 级反流性食管炎[反流性食管炎的洛杉矶（Los Angeles）分型]。
- 高分辨率食管测压检查：食管下括约肌低压，正常食管蠕动（图 6.1b）。
- 动态 pH 监测，两个传感器分别位于食管下括约肌上方 5 cm 和 20 cm 处进行动态 pH 监测：两个部位均存在胃酸反流（图 6.1c）。
- 支气管镜下灌洗：支气管肺泡灌洗液中存在胃蛋白酶。

　　因为该患者的食管蠕动功能正常，我们准备为他行 Nissen 胃底折叠术。如果患者行高分辨率食管测压提示食管蠕动差或者无蠕动（食管无效收缩、食管硬皮病及贲门失弛缓症），我们将采用部

M. G. Patti (✉)
Department of Surgery, University of Virginia, Charlottesville, VA, USA
e-mail: marco.patti@gmail.com

F. Schlottmann
Department of Surgery, University of Illinois at Chicago, 820 S Wood Street, Rm 611, Clinical Sciences North, Chicago, IL 60612, USA

F. A. M. Herbella
Department of Surgery, Escola Paulista de Medicina, Rua

Diogo de Faria 1087 cj 301, São Paulo, SP 04037-003, Brazil
e-mail: Herbella.dcir@epm.br

B. Borraez
Department of Clinical Sciences, Universidad Tecnológica de Pereira, Pereira, Colombia
e-mail: b.borraez@utp.edu.co

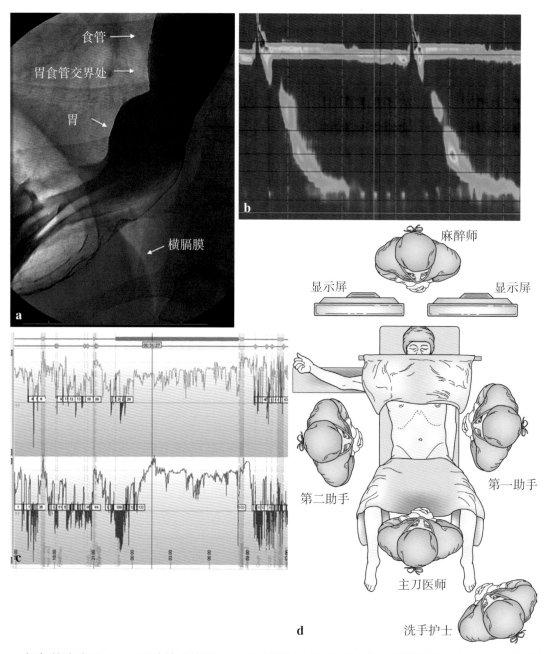

图 6.1　a. 钡餐检查发现 3 cm 滑动性裂孔疝。b. 高分辨率食管测压检查食管下括约肌低压，正常食管蠕动。c. 动态 pH 监测提示食管近端和远端均存在胃酸反流。d. 腹腔镜下全胃底折叠术中手术室的布局

分胃底折叠术。腹腔镜下全胃底折叠术仍然是手术治疗胃食管反流病（GERD）的金标准术式。目前已开展的前瞻性随机对照研究结果提示，部分胃底折叠术和全胃底折叠术在控制胃酸反流的效果无明显差异。

　　同时合并特发性肺纤维化和胃食管反流病的患者，如果证实了气道中吸入了胃内容物，且肺纤维化呈局限性，胃底折叠术可能会阻止肺纤维化的进展，甚至可以提升患者的肺功能。

6.2　腹腔镜全胃底折叠术（360°）

6.2.1　患者体位及切口位置

- 患者处于仰卧、头高脚低体位，双下肢分开，同时膝关节屈曲 20°~30°。
- 术中约束固定患者，以避免患者因头高脚低的体位而从手术台上滑动。
- 术中使用气腹导致腹内压增高，以及头高脚低的体位可导致下肢静脉回流障碍，增加了

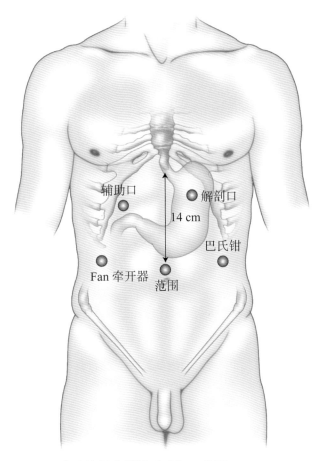

图 6.2　腹腔镜胃底折叠手术切口位置

下肢深静脉血栓形成的风险，因此，我们让患者穿戴充气式弹力袜，以降低深静脉血栓形成的风险。

- 术前需要放置胃管进行胃减压，在手术结束时拔除。

- 术者站在患者双腿之间，第一助手和第二助手分别站在手术台的右边和左边（图 6.1d）。
- 切口位置详见图 6.2，如第 5 个专题所示。

6.2.2　手术步骤
6.2.2.1　第 1 步
离断肝胃韧带、解剖右侧膈肌脚及后迷走神经（图 6.3~ 图 6.8）。

- 肝尾状叶上方的肝胃韧带最薄弱，从该处开始，向右侧膈肌脚方向离断肝胃韧带。同时，解剖暴露肝胃韧带。从胃左动脉发出的副肝左动脉常走行于肝胃韧带，如果该血管影响了手术视野的暴露，可以直接离断它，对患者没有明显影响。

- 通过钝性分离，解剖右侧膈肌脚和食管右侧壁的间隙，暴露后迷走神经及食管后方左、右膈肌脚交界处。与单极电刀相比，双极能量器械对右侧膈肌脚的解剖更加安全，因为单极电刀的电流横向扩散可导致后迷走神经损伤的风险。

6.2.2.2　第 2 步
离断腹段食管上方的腹膜及膈食管膜、解剖左侧膈肌脚和前迷走神经（图 6.9 和图 6.10）。

- 使用电凝钩离断腹段食管上方的腹膜和膈食管膜，需解剖并暴露前迷走神经。为避免前迷走神经及食管壁损伤，在手术过程中，

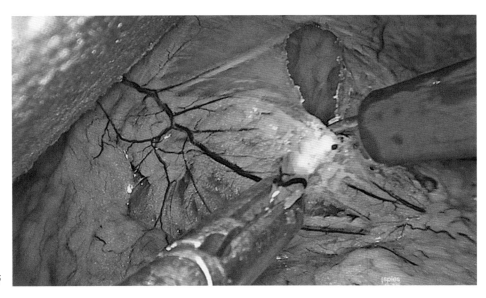

图 6.3　切开肝胃韧带

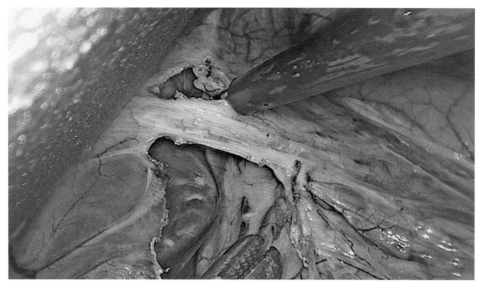

图 6.4   解剖副肝左动脉

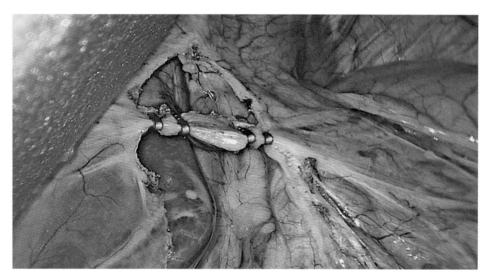

图 6.5   夹闭副肝左动脉

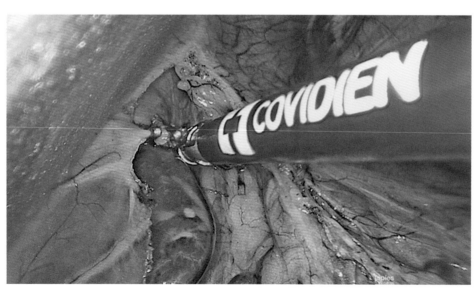

图 6.6   离断副肝左动脉

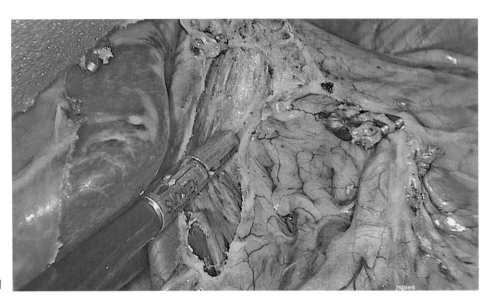

图 6.7　暴露右侧膈肌脚

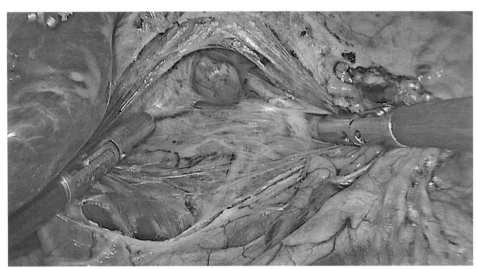

图 6.8　解剖右侧膈肌脚

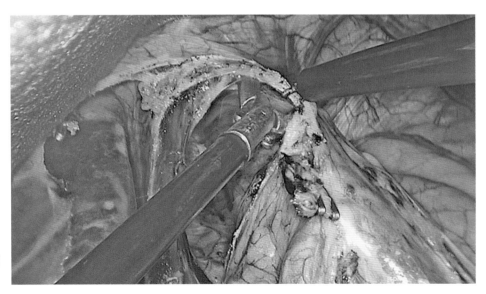

图 6.9　切开腹段食管前方的腹膜及膈食管膜

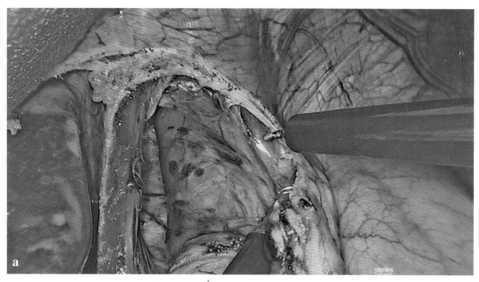

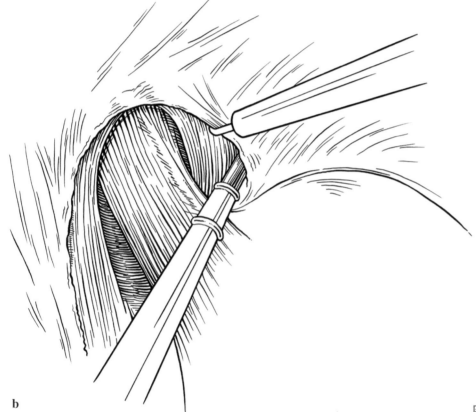

图 6.10　a、b. 左侧膈肌脚

保持神经附着在食管壁上，先使用钝性方法游离，然后离断腹段食管旁的腹膜及膈食管膜。

• 钝性游离左侧膈肌脚，暴露左、右膈肌脚交界处。

6.2.2.3　第 3 步
离断胃短血管（图 6.11 和图 6.12）。

• 从胃体中部开始至左侧膈肌脚，离断所有的胃短血管。

在这步操作过程中，可能会出现出血这一不良事件，包括胃短血管出血、脾脏出血以及胃壁的损伤出血。

6.2.2.4　第 4 步
在胃底、腹段食管和膈肌脚之间建立一个隧

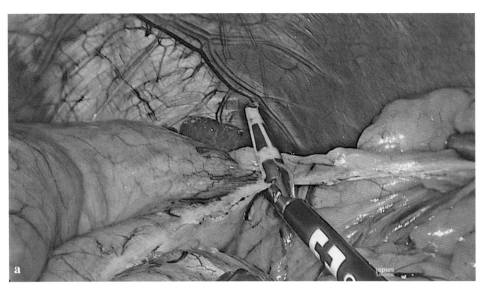

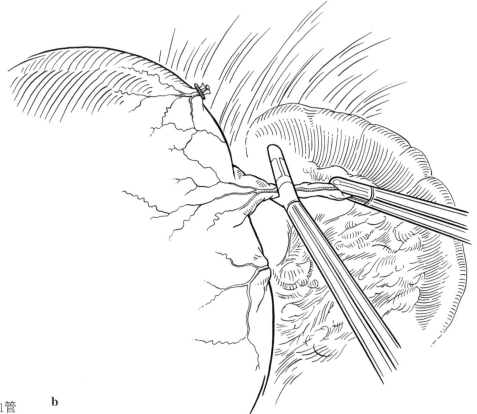

图 6.11　a、b. 离断胃短血管

道，在腹段食管周围套上潘氏引流管，用于牵引食管（图 6.13~ 图 6.15）。

- 使用巴氏钳置于胃食管交界处，将食管往腹侧推。
- 通过钝性和锐性解剖，打开位于胃底、食管和左侧膈肌脚之间的隧道。
- 将该隧道适当扩大后，在腹段食管（含前迷走神经和后迷走神经）周围套上潘氏引流管，

用于牵引食管。

- 这步操作过程中，主要术中不良事件有左侧气胸及胃底穿孔。

6.2.2.5　第 5 步

关闭左、右膈脚（图 6.16 和图 6.17）。

- 使用 2-0 丝线进行间断缝合和打结，从而关闭左、右膈脚。

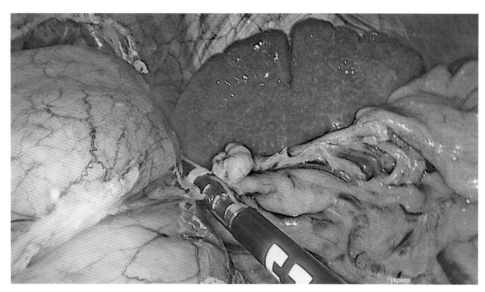

图 6.12　离断胃短血管

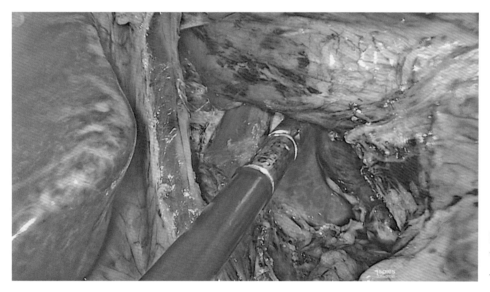

图 6.13　在胃底、腹段食管下方和膈肌脚之间建立一个隧道

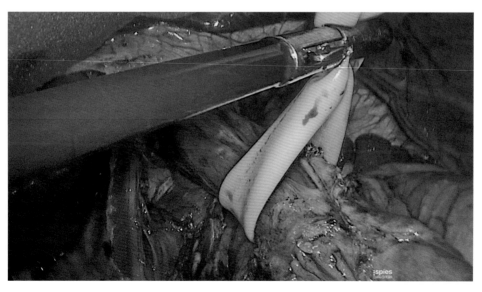

图 6.14　在腹段食管、前迷走神经和后迷走神经周围套上潘氏引流管

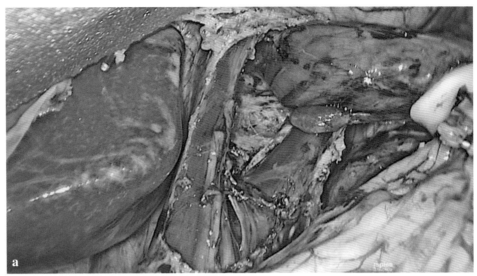

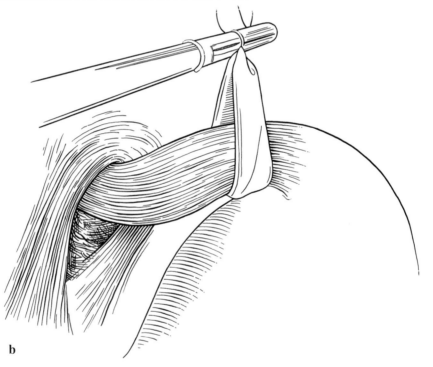

图 6.15　a、b. 在腹段食管周围套上潘氏引流管

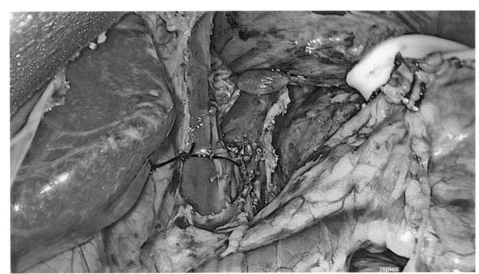

图 6.16　使用丝线间断缝合，关闭膈肌脚，第 1 针缝合在左、右膈肌脚的交汇处上方

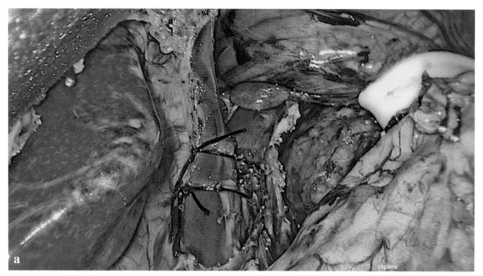

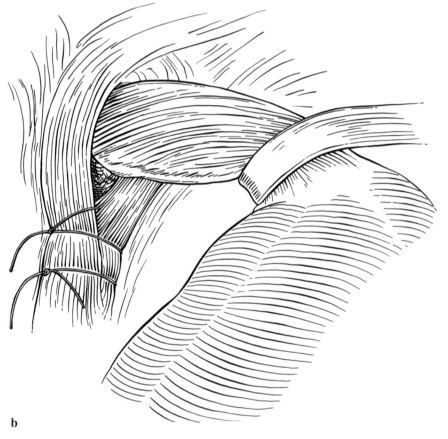

图 6.17　a、b. 第2针缝合在距离第1针上方1cm处，为获得良好的手术视野暴露，使用潘氏引流管将腹段食管向左上方牵拉

- 为获得良好的手术视野暴露，使用潘氏引流管将腹段食管向左上方牵拉。
- 第1针缝合在左、右膈肌脚交界处的上方。
- 第2针与第1针间距1cm，最后一针缝合的位置与腹段食管的距离保持在1cm左右。

6.2.2.6　第6步

为避免缝合过紧，在食管内插入探条作为支撑物，探条越过胃食管交界处（图6.18）。

- 拔出胃管后，麻醉医师把经石蜡油润滑的56F探条插入食管，并越过胃食管交界处，使用石蜡油润滑探条以及缓慢插入探条可降低食管穿孔的概率。
- 膈肌脚应该紧贴食管，但是避免缝合过紧，以手术钳可以轻松通过食管和膈肌脚之间的间隙为宜。

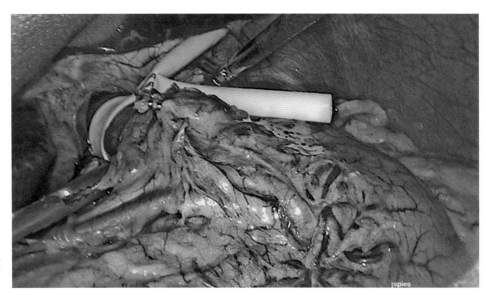

图 6.18 膈肌脚应该紧贴食管，但是避免缝合过紧

6.2.2.7 第 7 步

使用胃底包绕腹段食管（图 6.19~ 图 6.21）。

- 使用两把抓钳，将游离的胃底经贲门后方拽向右侧，包绕腹段食管，操作过程中，注意动作轻柔，使用无损伤抓钳可降低胃壁损伤的风险。识别胃短血管的断端，有助于评估折叠的胃底是否有张力。如果胃短血管断端处的胃底可以轻松地牵拉到食管右侧，且没有缩回至左侧，就可以进行缝合。否则，医师需要确保离断最上端的胃短血管，同时离断胃底后方的韧带。使用"擦鞋手法"（shoeshine maneuver），即使用两把无损伤钳牵拉折叠的胃在食管后方左右滑动，以确保在折叠过程中食管后方没有多余的胃底。

- 折叠的胃底两侧包裹在胃食管交界处上方。巴氏钳从戳卡 2 置入，将包绕胃食管交界处的胃底两侧夹持在一起，以便第 1 针的缝合。

- 使用 2-0 丝线对胃底左右两侧缝合，针距 1 cm 左右，全部缝合长度在 2~2.5 cm。

- 取出手术器械、穿刺鞘从患者腹部拔出，缝合手术切口。

6.3 腹腔镜下部分后壁折叠术（220°~280°）

该术式前 6 步与腹腔镜全周胃底折叠术一致。

6.3.1 第 7 步

部分后壁折叠术（图 6.22~ 图 6.27）。

- 把胃底由食管后牵拉至食管右侧。

- 使用 2-0 丝线将折叠的胃底的两侧分别与食管固有肌层缝合 3 针，保持食管前壁 80° ~ 140° 范围未被胃底包绕。缝合包绕胃食管交界处全周的 220° ~280°。

6.4 腹腔镜下部分前壁折叠术（180°）

该术式前 6 步与腹腔镜全周胃底折叠术一致。

6.4.1 第 7 步

部分前壁折叠术（图 6.28）。

- 2-0 丝线缝合两排缝线，每排缝合 3 针。第 1 排缝线缝合在左侧食管壁，最上 1 针将胃底、食管左侧壁和左侧膈肌脚缝合在一起。第 2 针和第 3 针将胃底和食管左侧壁的固有肌层进行缝合。

- 胃底就折叠在腹段食管周围，胃大弯位于右侧膈肌脚处。

- 第 2 排缝线缝合在食管右侧，将胃底和右侧膈肌脚缝合 3 针。

- 最后，对胃底和食管裂孔缝合 2 针，以减轻折叠处的张力。

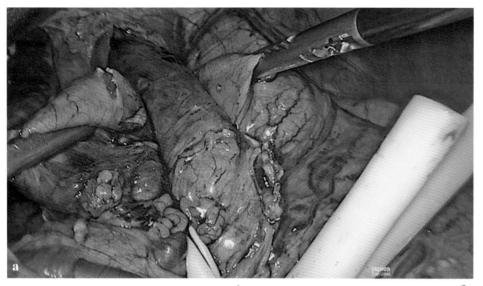

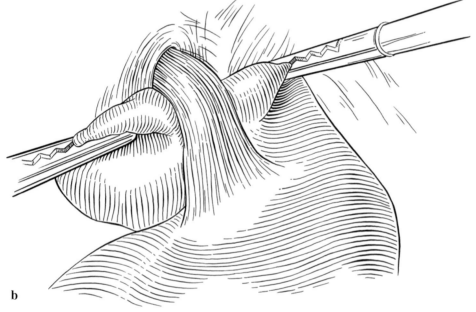

图 6.19　a、b. 使用两把抓钳，将游离的胃底经贲门后方拽向右侧，包绕腹段食管。操作过程中，注意动作轻柔

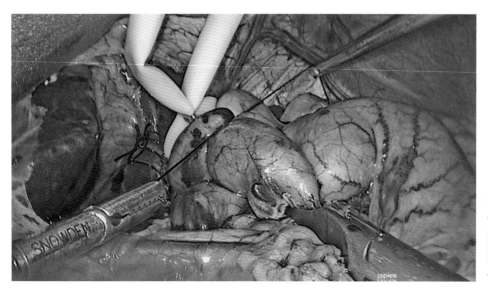

图 6.20　折叠的胃底两侧包裹在胃食管交界处上方。巴氏钳将包绕胃食管交界处的胃底两侧夹持在一起，以便第 1 针的缝合

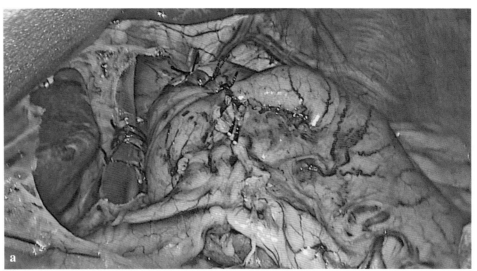

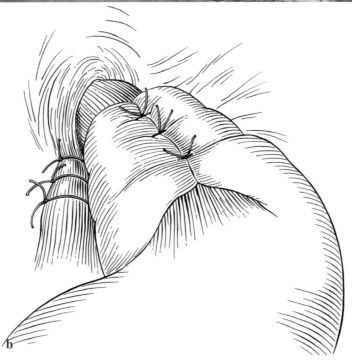

图 6.21 a、b. 使用 2-0 丝线对胃底左右两侧缝合，针距 1 cm 左右

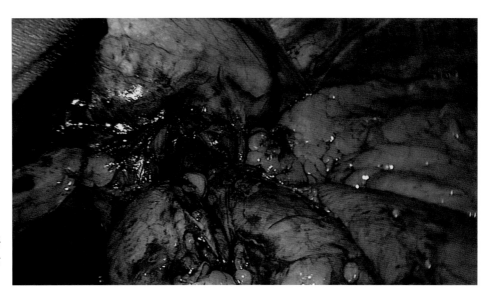

图 6.22 使用 2-0 缝线将折叠的胃底两侧分别与食管固有肌层缝合 3 针

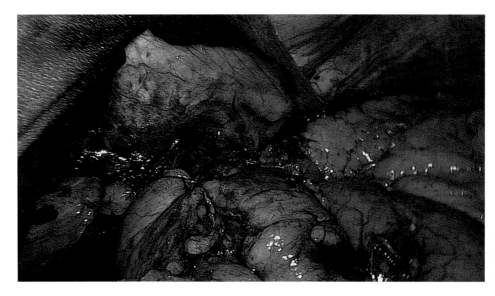

图 6.23 确保食管前壁 80° ~140° 范围未被胃底覆盖

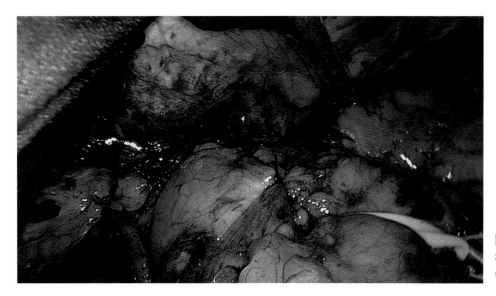

图 6.24 使用 2-0 缝线将折叠的胃底两侧分别与食管固有肌层缝合 3 针

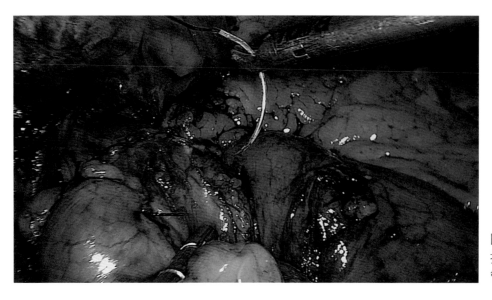

图 6.25 使用 2-0 缝线将折叠的胃底两侧分别与食管固有肌层缝合 3 针

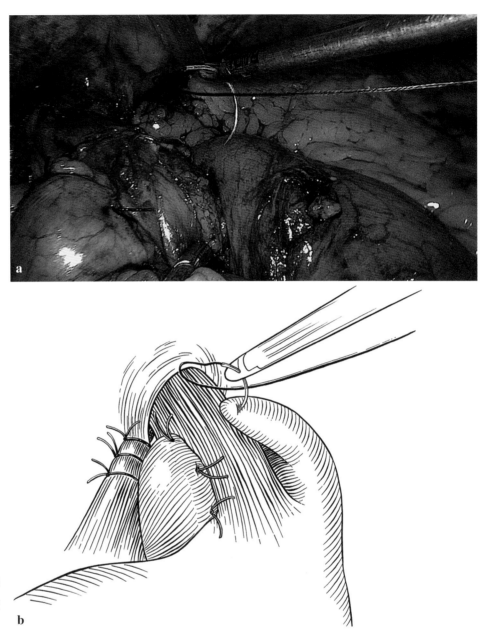

图 6.26 使用 2-0 缝线将折叠的胃底两侧分别与食管固有肌层缝合 3 针

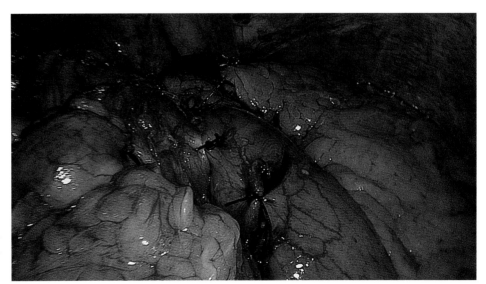

图 6.27 使用 2-0 缝线将折叠的胃底两侧分别与食管固有肌层缝合 3 针

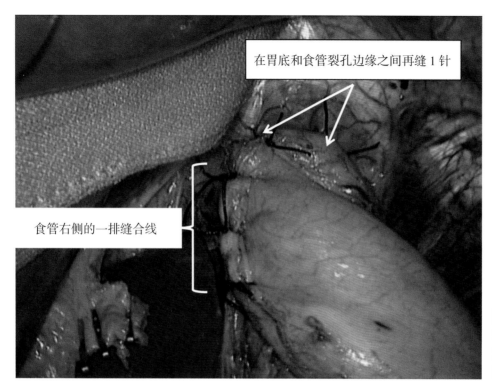

在胃底和食管裂孔边缘之间再缝 1 针

食管右侧的一排缝合线

图 6.28　食管右侧的缝合：将胃底和右侧膈肌脚缝合3 针，以及在胃底和食管裂孔边缘之间缝合 2 针

6.5 术后患者情况

手术结束后，患者在手术室拔除气管插管，术后当天在重症监护室进行治疗，术后第 1 天停氧气，早餐和午餐进食软食，如进食无异常，即安排出院。

在术后 12 个月的随访过程中，患者烧心和反流的症状完全消失，支气管肺泡灌洗液中未检查到胃蛋白酶。肺功能和运动耐量得到了显著的提升。

高分辨率食管测压检查发现食管下括约肌压力正常。动态 pH 监测提示患者反流状况得到了纠正。

致谢　我们使用 Storz 公司提供的 SPIES 系统拍摄的图片，在此表示感谢。同时，我们还要感谢 Mauricio Ramirez，MD 在第 1 版中所做的贡献。此外，还要特别感谢 Claudia M. Grosz 为本章医学插图提供的帮助。

（尚启新　周建丰　译，袁勇　校）

● 推荐阅读 ●

[1] Allaix ME, Fisichella PM, Noth I, Herbella FA, Patti MG. Idiopathic pulmonary fibrosis and gastroesophageal reflux. Implications for treatment. J Gastrointest Surg. 2014;18:100–5.

[2] Broeders JA, Bredenoord AJ, Hazebroek EJ, et al. Reflux and belching after 270 degree versus 360 degree laparoscopic posterior fundoplication. Ann Surg. 2012;255:59–65.

[3] Broeders JA, Rijnhart-de Jong HG, Draaisma WA, et al. Ten-year outcome of laparoscopic and conventional Nissen fundoplication: randomized clinical trial. Ann Surg. 2009;250:698–706.

[4] Dallemagne B, Weerts J, Markiewicz S, et al. Clinical results of laparoscopic fundoplication at ten years after surgery. Surg Endosc. 2006;20:159–65.

[5] Gasper WJ, Sweet MP, Hoopes C, Golden J, Patti MG. Antireflux surgery in patients with end stage lung disease before and after lung transplant. Surg Endosc. 2008;22:495–500.

[6] Håkanson BS, Lundell L, Bylund A, Thorell A. Comparison of laparoscopic 270° posterior partial fundoplication vs total fundoplication for the treatment of gastroesophageal reflux disease: a randomized clinical trial. JAMA Surg. 2019;154:479–86.

[7] Morgenthal CB, Shane MD, Stival A, Gletsu N, Milam G, Swafford V, et al. The durability of laparoscopic Nissen fundoplication: 11-year outcomes. J Gastrointest Surg. 2007;11:693–700.

[8] Patterson EJ, Herron DM, Hansen PD, Ramzi N, Standage BA, Swanström LL. Effect of an esophageal bougie on the incidence of dysphagia following Nissen fundoplication: a prospective, blinded, randomized clinical trial. Arch Surg. 2000;135:1055–61.

[9] Sweet PM, Herbella FAM, Leard L, Hoopes C, Golden J, Hays S, Patti MG. The prevalence of reflux in the proximal and distal esophagus in patients awaiting lung transplantation. Ann Surg. 2006;244:491–7.

[10] Sweet MP, Patti MG, Hoopes C, Golden J, Hays S, Theodore P. Gastroesophageal reflux in patients with idiopathic pulmonary fibrosis referred for lung transplantation. J Thorac Cardiovasc Surg. 2007;133:1078–84.

[11] Rudolph-Stringer V, Bright T, Irvine T, et al. Randomized trial of laparoscopic Nissen versus anterior 180 degree partial fundoplication-late clinical outcomes at 15 to 20 years. Ann Surg. 2022;275:39–44.

7

食管旁裂孔疝
Paraesophageal Hernia

Leonardo de Mello Del Grande and Fernando A. M. Herbella

【摘　要】

食管旁裂孔疝修补术是一种高难度手术，相比滑动性裂孔疝修补术，其操作过程更为复杂。患者在术前应进行全面的检查，以确保手术的安全性和成功率。手术过程中的关键点包括：疝的还纳和疝囊切除；膈肌脚解剖和食管分离；通过纵隔解剖游离腹段食管；无张力膈肌成形术；抗反流胃底折叠术。

【关键词】

食管裂孔疝 • 裂孔疝 • 疝修补 • 胃底折叠术 • 疝修补片

7.1 临床资料

患者为一名 74 岁的女性，无合并症。因进食高脂食物后出现胸痛和吞咽困难急诊就医。既往有发作性反流、胸痛和吞咽困难病史。急诊心电图及胸片检查（图 7.1）排除心肺急症后，胸腹部 CT 检查（图 7.2）报告巨大食管旁裂孔疝。检查报告归纳如下：

- 胃镜：巨大 II 型裂孔疝，不伴食管炎（图 7.3）。
- 钡餐造影（图 7.4）：巨大 II 型裂孔疝，食管蠕动尚可。

在完成术前检查及评估后，建议患者行腹腔镜辅助下裂孔疝修补（补片）及 360º 胃底折叠术。

7.2 手术过程

7.2.1 患者体位

患者取反屈氏（reverse Trendelenburg）体位，双腿张开，在全身麻醉状态下进行手术。术前安置胃管，切口位置如图 7.5 所示。主刀医师位于患者双腿之间，第一助手（扶镜手）位于患者右侧，第二助手位于患者左侧。气腹压力维持在 12~14 mmHg。

7.2.2 手术步骤

- 还纳疝内容物，切除疝囊。

手术开始后，首先暴露食管裂孔，辨认并还纳疝内容物（图 7.6）。从右向左仔细解剖疝囊，辨认

L. de Mello Del Grande
Department of Surgery, Escola Paulista de Medicina, Federal University of São Paulo, Rua Pedro de Toledo 980 conj. 66, São Paulo, SP 040390021, Brazil

F. A. M. Herbella (✉)
Department of Surgery, Escola Paulista de Medicina, Rua Diogo de Faria 1087 cj 301, São Paulo, SP 04037-003, Brazil
e-mail: herbella.dcir@epm.br

© The Author(s), under exclusive license to Springer Nature Switzerland AG 2022 F. A. M. Herbella and M. G Patti (eds.), *Atlas of Esophageal Surgery*, https://doi.org/10.1007/978-3-031-12790-8_7

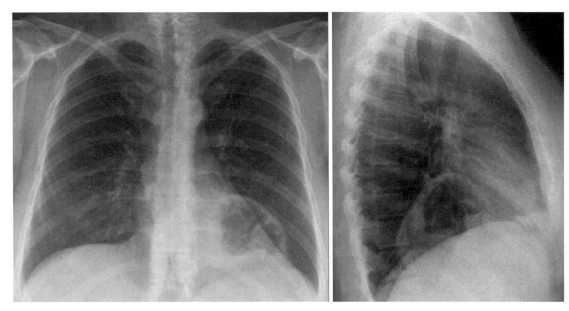

图 7.1 胸片提示膈上胃底

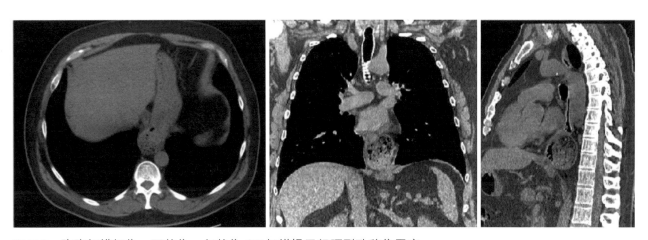

图 7.2 胸腹部横切位、冠状位、矢状位 CT 扫描提示经膈裂孔移位胃底

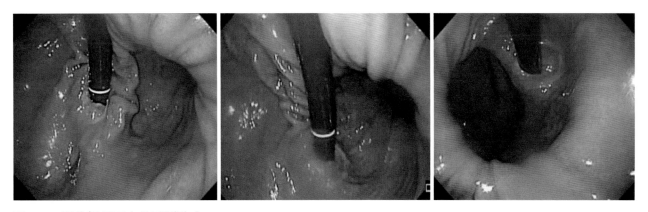

图 7.3 胃镜提示巨大 II 型裂孔疝

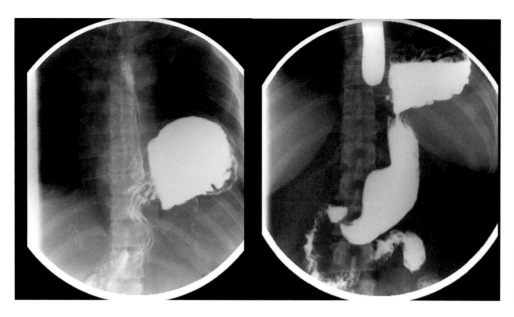

图 7.4 吞钡造影显示胃食管交界处位置正常，巨大 II 型裂孔疝

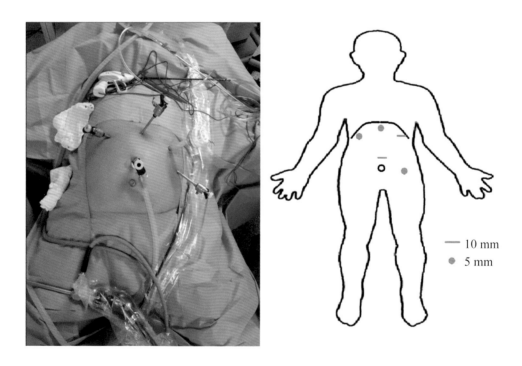

— 10 mm
● 5 mm

图 7.5 体位及切口位置

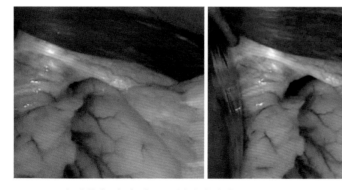

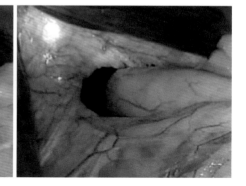

图 7.6 腹腔镜探查腹腔，还纳疝内容物

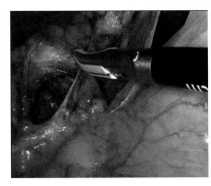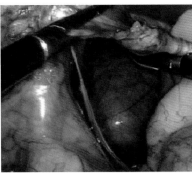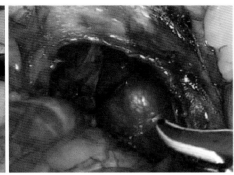

图 7.7　从右向左解剖疝囊，暴露膈肌脚上部

膈肌脚上部（图7.7），确定疝囊与左侧胸膜关系（图7.8）。完成疝囊的解剖后，在胃食管交界处切除疝囊（图7.9）。

· 解剖膈肌脚，游离食管。

游离两侧膈肌脚后，暴露出食管后间隙（图7.10）。在暴露过程中，注意辨认保护迷走神经后支（图7.11）。同时，为了更好地暴露食管后间隙，可使用潘氏引流管牵拉食管。

· 游离纵隔内腹段食管。

进行充分纵隔内游离，以获得足够长度的腹段食管（图7.12），并确保胃食管交界处（EGJ）位于腹腔内。

· 无张力膈肌成形术。

完成上述步骤后，进行无张力膈肌成形术。通常情况下，膈肌缺损处可用2-0缝线间断缝合2~3针（图7.13）。缝合时需注意张力，张力过高可能会撕裂肌肉组织。此时，可使用可吸收或部分可吸收疝修补补片以加固膈肌（图7.14）。

· 抗反流胃底折叠术。

将胃底从食管后方包绕食管360º，其间为确保无张力，可离断部分胃短血管（图7.15）。用2-0缝线间断全层缝合折叠胃底至少3针，并将其固定在食管上，以防止折叠胃移位（图7.16）。

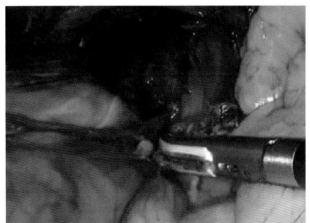

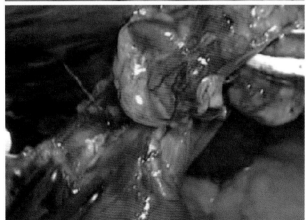

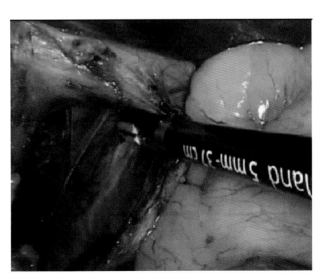

图 7.8　疝囊与左侧胸膜的关系

图 7.9　切除疝囊

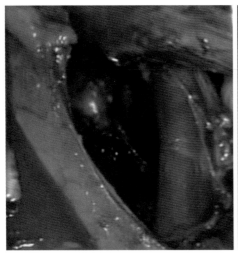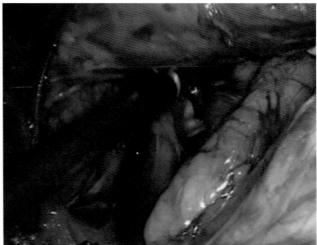

图 7.10 暴露两侧膈肌脚及食管后间隙

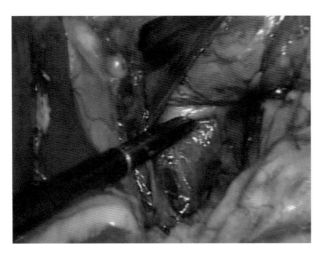

图 7.11 辨认迷走神经后支

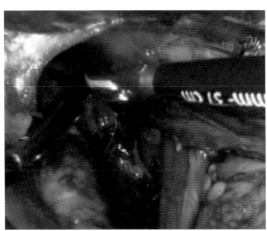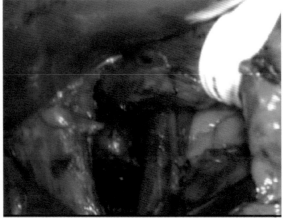

图 7.12 充分纵隔内游离以获得足够长度腹段食管

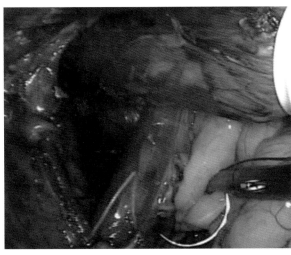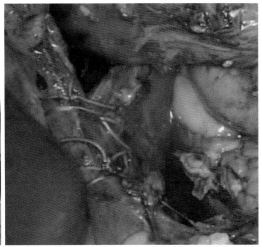

图 7.13　无张力膈肌成形术

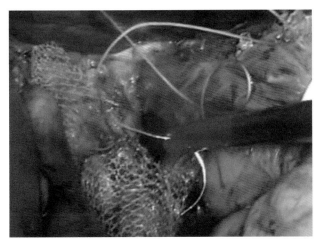

图 7.14　部分可吸收补片加固缝合

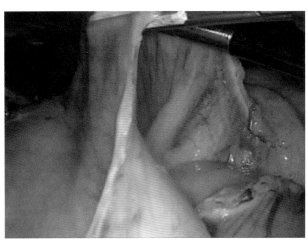

图 7.15　切断胃短血管

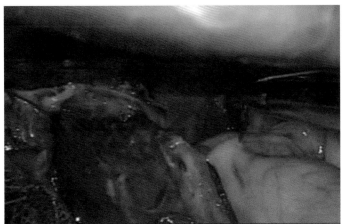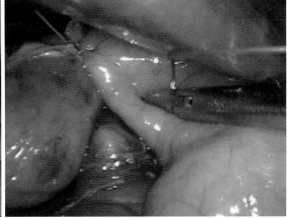

图 7.16　从后方胃底折叠 360°，并固定在食管上。手术的最终效果如图 7.17 所示，可以看到一个位置良好、无张力、有血供的折叠胃

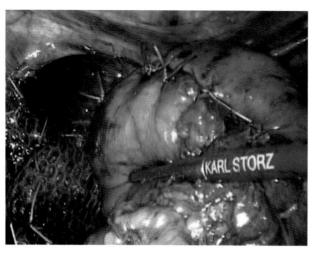

图 7.17 手术结束后效果

（王允 方品皓 译，袁勇 校）

· 推荐阅读 ·
---

[1] JalilvandA, Andolfi C, Fisichella PM. Paraesophageal hernia repair: how I do it. J Laparoendosc Adv Surg Tech A. 2020;30(6):673–8.

[2] Lebenthal A, Waterford SD, Fisichella PM. Treatment and controversies in paraesopahgeal hernia repair. Front Surg. 2015;2:13.

[3] Patti MG, Fisichella PM. Laparoscopic paraesophageal hernia repair. How I do it. J Gastrointest Surg. 2009;13:1728–32.

[4] Fisichella PM, Patti MG. Laparoscopic repair of paraesophageal hiatal hernias. J Laparoendosc Adv Surg Tech A. 2008;18:629–32.

[5] Laxague F, Sadava EE, Herbella F, Schlottmann F. When should we use mesh in laparoscopichiatal hernia repair? A systematic review. Dis Esophagus. 2021;34(6):125.

[6] Arafat FO, Teitelbaum EN, Hungness ES. Modern treatment of paraesophageal hernia: preoperative evaluation and technique for laparoscopic repair. Surg Laparosc Endosc Percutan Tech. 2012;22:297–303.

8 腹腔镜 Heller 肌切开术和 Dor 胃底折叠术

Laparoscopic Heller Myotomy and Dor Fundoplication

Marco G. Patti, Fernando A. M. Herbella, and Bernardo Borraez

【摘 要】

　　本专题将介绍术前检查、手术规划及腹腔镜 Heller 肌切开术以及 Dor 胃底折叠术（180° 前胃底折叠术）的技术细节。

【关键词】

　　食管测压・芝加哥分类・贲门失弛缓症・Dor 胃底折叠术

8.1 临床资料

　　该患者是一位 32 岁男性，2 年来，反复出现吞咽困难、反酸、烧心及咳嗽等症状。初诊怀疑胃食管反流病，使用质子泵抑制剂治疗后效果不佳，进一步检查后，诊断为贲门失弛缓症。

- 钡餐检查：食管远端狭窄，有气液平，钡剂在胃食管交界处通过受阻（图 8.1）。
- 内镜检查：食管腔内含食物残渣，内镜下证实食管远端狭窄，且为非溃疡或肿瘤引起的狭窄（图 8.2）。
- 食管测压：根据芝加哥分型，诊断为 II 型

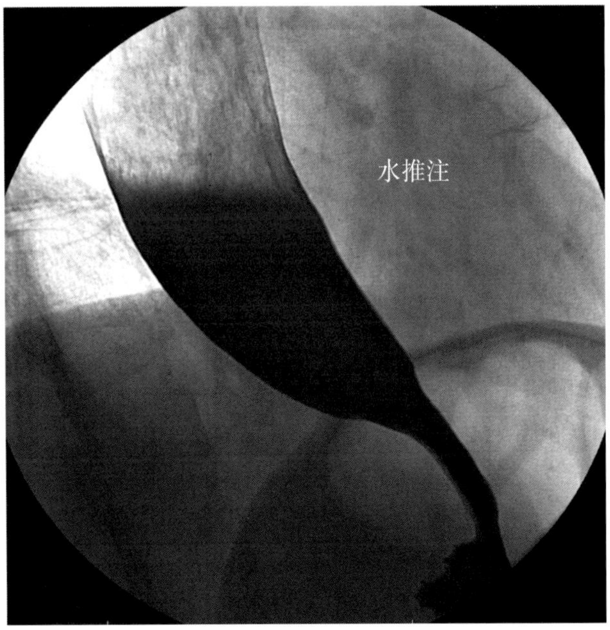

水推注

图 8.1 钡餐检查提示食管远端狭窄，内有气液平面，钡剂在通过食管胃交界处时受阻

M. G. Patti (✉)
Department of Surgery, University of Virginia,
Charlottesville, VA, USA
e-mail: marco.patti@gmail.com

F. A. M. Herbella
Department of Surgery, Escola Paulista de Medicina, Rua
Diogo de Faria 1087 cj 301, São Paulo, SP 04037-003, Brazil
e-mail: herbella.dcir@epm.br

B. Borraez
Department of Clinical Sciences, Universidad Tecnológica
de Pereira, Pereira, Colombia
e-mail: b.borraez@utp.edu.co

© The Author(s), under exclusive license to Springer Nature
Switzerland AG 2022 F. A. M. Herbella and M. G Patti (eds.),
Atlas of Esophageal Surgery,
https://doi.org/10.1007/978-3-031-12790-8_8

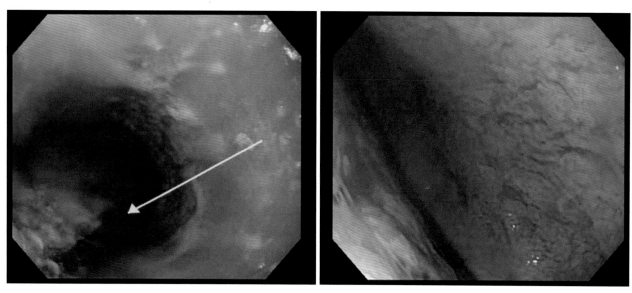

图 8.2　内镜提示食管腔内存在食物残渣（箭头所示），同时证实食管远端狭窄并非溃疡或肿瘤引起

（图 8.3）。食管下括约肌静息压力正常，但吞咽时无松弛反应。

8.2　手术过程

8.2.1　患者体位及切口位置

患者处于仰卧位，双腿分开。如第 5 个专题所述，共置入 5 个戳卡位置（图 8.4），术者位于患者双腿之间进行手术操作。

8.2.2　手术步骤：Heller 肌切开术和 Dor 胃底折叠术

8.2.2.1　第 1 步：离断肝胃韧带

从肝尾状叶上方开始切开肝胃韧带，直至右侧膈肌脚（图 8.5）。发自胃左动脉的副肝左动脉常走行于肝胃韧带内，如该血管阻碍视野暴露，可进行离断。

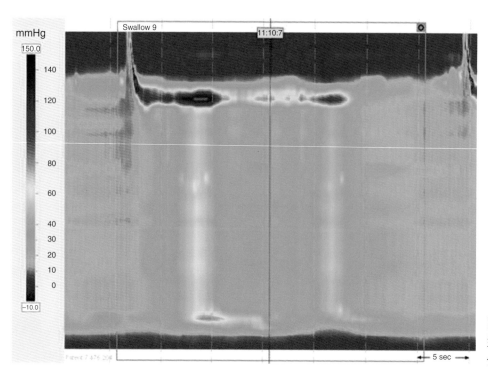

图 8.3　食管测压提示 II 型贲门失弛缓症（芝加哥分型）

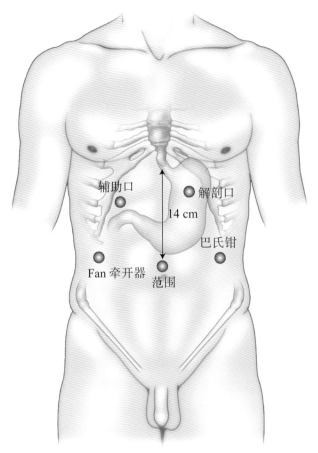

图 8.4　腹腔镜手术治疗贲门失弛缓症的切口位置示意图

8.2.2.2　第 2 步：解剖右侧膈肌脚及迷走神经后支

切开肝胃韧带后，钝性分离右侧膈肌脚与食管右侧（图 8.6），同时暴露迷走神经后支。

8.2.2.3　第 3 步：切开食管前方腹膜及膈食管膜

使用电刀切开食管前方的腹膜及膈食管膜，同时注意解剖识别迷走神经前支（图 8.7）。随后解剖左侧膈肌脚至与右侧膈肌脚的交汇处。

8.2.2.4　第 4 步：离断胃短血管

使用双极能量器械离断胃短血管时（图 8.8 和图 8.9）应充分游离胃底，以避免后续行胃底折叠术时张力过高。

8.2.2.5　第 5 步：游离纵隔内食管

使用双极能量器械，游离纵隔内的食管，以使膈下约 4 cm 内的食管没有任何张力（图 8.10 和图 8.11）。此阶段不切除后纵隔组织。

8.2.2.6　第 6 步：切除食管周围脂肪，充分暴露食管壁

为了更好地暴露胃食管交界处，最好对其周围的脂肪组织进行切除（图 8.12）。首先从胃左动脉第一分支近端开始清除胃周脂肪。随后清除食管周围脂肪，以显露食管壁的纵行肌纤维（图 8.13）。

8.2.2.7　第 7 步：食管肌层切开术

使用电凝钩在 11 点位置进行食管肌层切开（图 8.14）。从胃食管交界处近端开始，向上沿食管切开约 6 cm，向下切开胃壁 2.5~3 cm。随后，使用"曲棍球棒"式剥离钩挑起环形肌束，并予以切断。

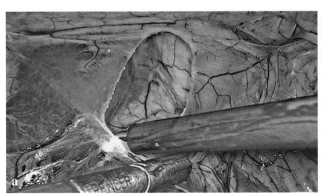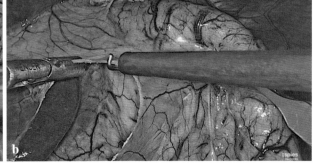

图 8.5　a、b. 离断肝胃韧带

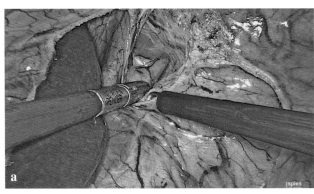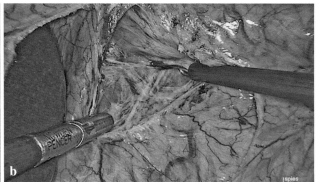

图 8.6　a、b. 识别右侧膈肌脚和迷走神经后支

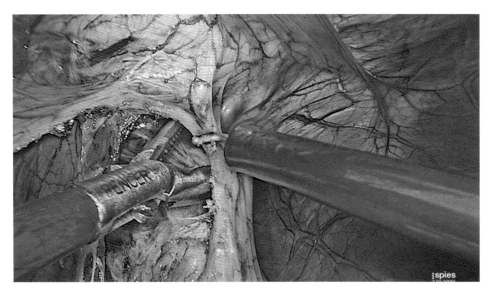

图 8.7　切开腹段食管前方的腹膜及膈食管膜

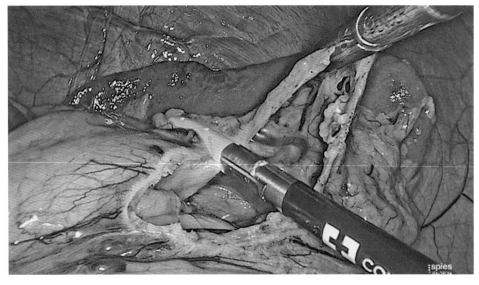

图 8.8　离断胃短血管（1）

完成肌层切开后，钝性分离肌层和黏膜下层之间的间隙，使食管黏膜自然膨出（图 8.15 和图 8.16）。对于既往已行内镜下治疗（肉毒杆菌毒素注射或扩张疗法）的患者，食管壁可能出现纤维化，缺乏正常的解剖间隙，术中应仔细游离。

8.2.2.8　第 8 步：Dor 胃底折叠术
使用 Dor 胃底折叠术（部分前壁折叠术）缝合

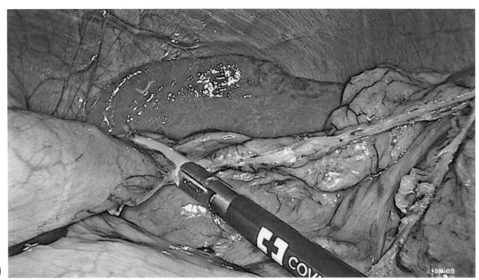

图 8.9 离断胃短血管（2）

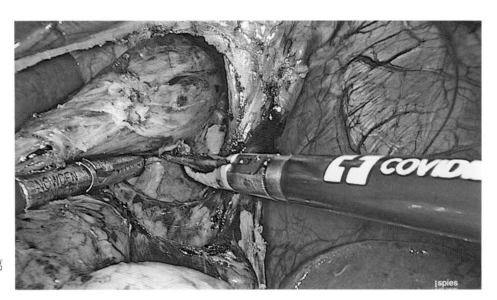

图 8.10 纵隔内食管的游离
（1）

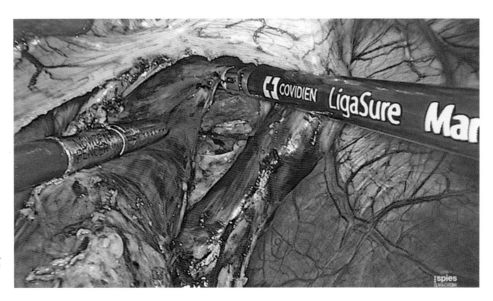

图 8.11 纵隔内食管的游离
（2）

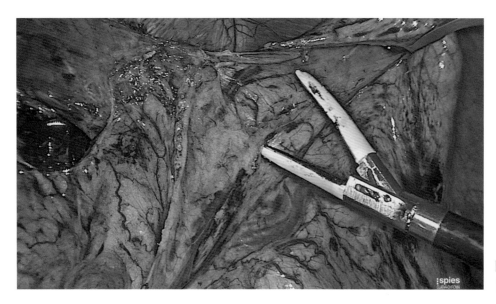

图 8.12　切除脂肪组织使胃食管交界处暴露清晰

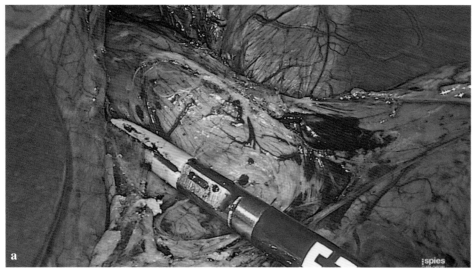

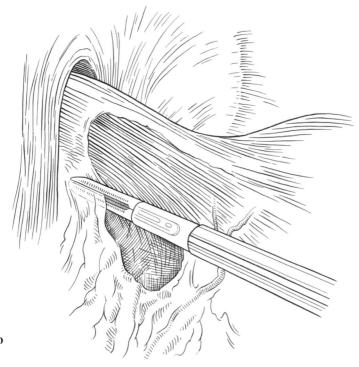

图 8.13　a、b. 显露食管壁纵向纤维

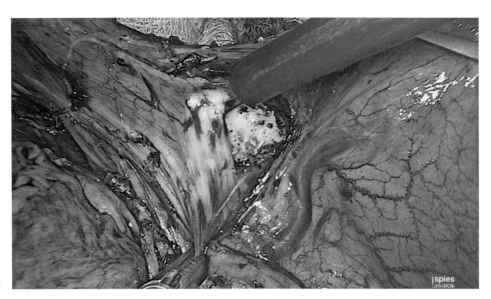

图 8.14 食管壁肌层切开

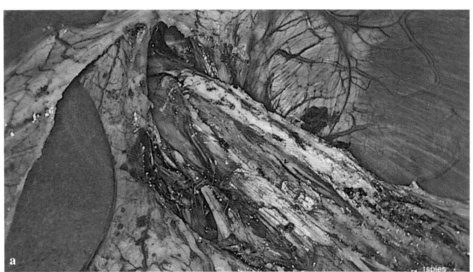

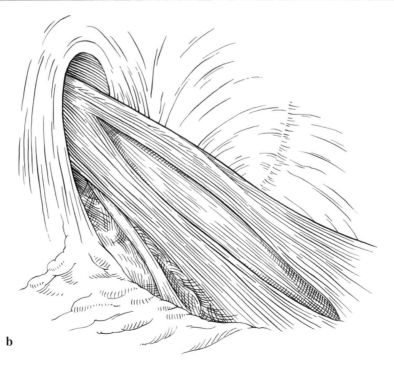

图 8.15 a、b. 食管肌切开术完成

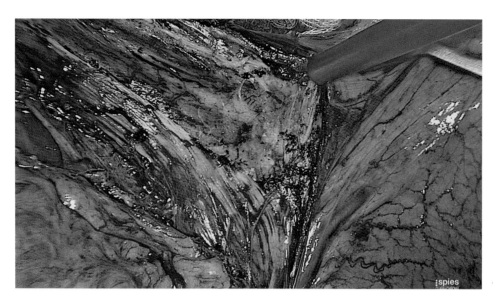

图 8.16　食管肌切开术——远端范围

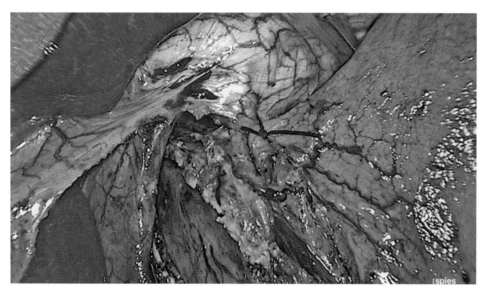

图 8.17　Dor 胃底折叠术中，在左侧最上方缝合胃底、食管壁左侧和食管裂孔左侧柱

2 排缝线（分别缝在左、右两侧，每侧缝合 3 针）。左侧最上 1 针缝合了胃底、食管左侧壁和左侧膈肌脚（图 8.17）。左侧另外 2 针缝合胃底和食管左侧壁（图 8.18），3 针的间距为 1~1.5 cm。然后，将胃底折叠、覆盖在肌层切开后暴露的黏膜表面，以确保胃大弯胃短血管处能置于右侧膈肌脚（图 8.19）。右侧 3 针缝线将胃底和右侧膈肌脚缝合在一起（图 8.20 和图 8.21）。最后，在胃底和食管裂孔边缘之间缝合 2 针，以减轻右侧缝线的张力。

8.2.2.9　第 9 步：对肌切开术行最后检查

取出戳卡前，需对肌切开术进行检查（图 8.22）。如果怀疑有穿孔，可用生理盐水淹没切口，并通过胃管或内镜充气加以验证。或者，也可向胃管注入无菌染料验证。一旦发现穿孔，应立即使用可吸收材料进行封堵。

8.3　术后患者情况

此患者住院 1 晚，次日早餐开始清流质饮食，午餐恢复软食，下午出院。术后 2 周、4 周进行门诊随访，其后改为每 3 个月邮件随访一次。在术后 15 个月后，食管残留食物所致的咳嗽及其余症状完全消失。

致谢　我们使用 Storz 公司提供的 SPIES 系统拍摄的图片，在此表示感谢。同时，我们还要感谢 Claudia M. Grosz 为本章医学插图提供的帮助。

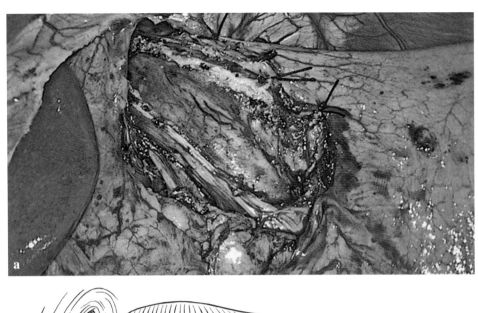

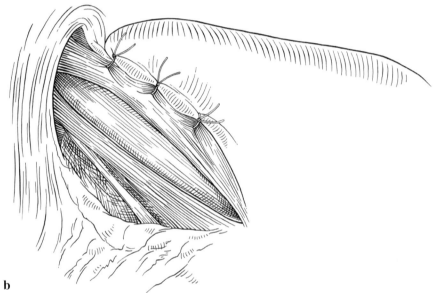

图 8.18　左侧第 2 和第 3
针缝合胃底和左侧食管壁

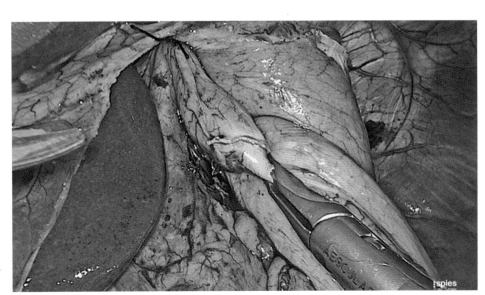

图 8.19　胃底折叠在暴露
的黏膜上

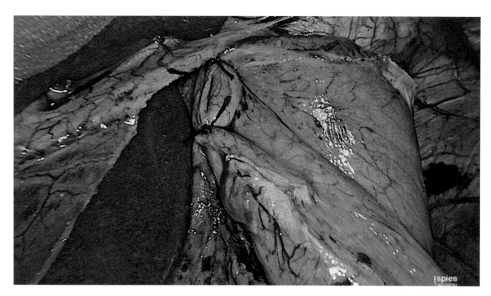

图 8.20　缝合胃底和食管裂孔右侧柱

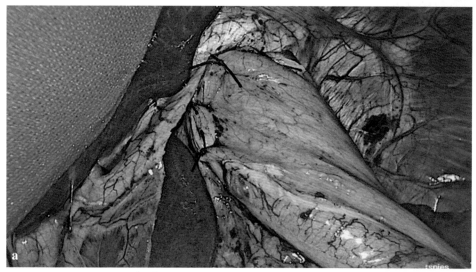

a

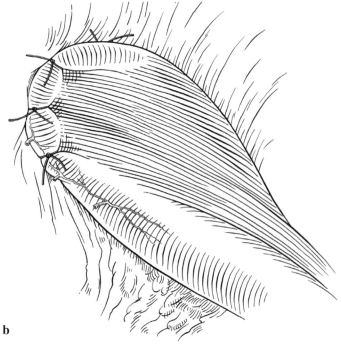

b

图 8.21　a、b. 右侧 3 针缝合胃底和食管裂孔右侧柱

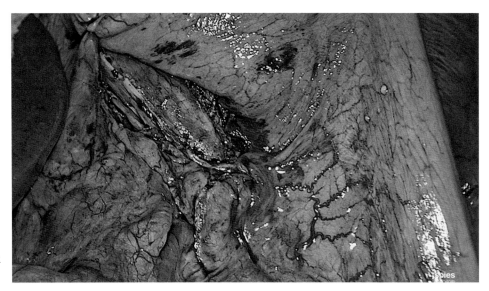

图 8.22　食管肌切开术及胃底折叠术完成

（张含露　方品皓　译，杨玉赏　校）

· 推荐阅读 ·

[1] Csendes A, Braghetto I, Burdiles P, et al. Very late results of esophagomyotomy for patients with achalasia:clinical, endoscopic, histologic, manometric, and acid reflux studies in 67 patients for a mean follow-up of 190 months. Ann Surg. 2006;243:196–203.

[2] Doubova M, Gowing S, Robaidi H, et al. Long-term symptom control after laparoscopic heller myotomy and dor fundoplication for achalasia. Ann Thorac Surg. 2021;111:1717–23.

[3] Herbella FAM, Patti MG. Chicago classification version 4.0 from surgeons'point of view. Neurogastroenterol Motil. 2021;33(6).

[4] Khandelwal S, Petersen R, Tatum R, Sinan H, Aaronson D, Mier F, et al. Improvement of respiratory symptoms following Heller myotomy for achalasia. J Gastrointest Surg. 2011;15:235–9.

[5] Patti MG, Arcerito M, Feo CV, Way LW. Effects of previous treatment on results of laparoscopic Heller myotomy for achalasia. Dig Dis Sci. 1999;44:2270–6.

[6] Patti MG, Herbella FA. Fundoplication after laparoscopic Heller myotomy for esophageal achalasia: what type? J Gastrointest Surg. 2010;14:1453–8.

[7] Patti MG, Herbella FA. We asked the experts: lessons from the past should guide the future-considerations on the treatment of esophageal achalasia. World J Surg. 2021;45:2510–2.

[8] Patti MG, Pellegrini CA. Esophageal achalasia 2011: pneumatic dilatation or laparoscopic myotomy? J Gastrointest Surg.2012;16:870–3.

[9] Patti MG, Pellegrini CA, Horgan S, Arcerito M, Omelanczuk P, Tamburini A, et al. Minimally invasive surgery for achalasia. An 8-year experience with 168 patients. Ann Surg. 1999;230:587–93.

[10] Schlottmann F, Herbella F, Allaix ME, Patti MG. Modern management of esophageal achalasia. From pathophysiology to treatment. Curr Probl Surg. 2018;55:10–37.

[11] Wright AS, Williams CW, Pellegrini CA, Oeschlager BK. Long-term outcomes confirm the superior efficacy of extended Heller myotomy with Toupet fundoplication for achalasia. Surg Endosc. 2007;21:713–8.

[12] Yadlapati R, Kahrilas PJ, Fox MR, et al. Esophageal motility disorders on high-resolution manometry: Chicago classification version 4.0. Neurogastroenterol Motil. 2021;33(1).

9

经口内镜肌切开术
Peroral Endoscopic Myotomy (POEM)

Eric S. Hungness and Matthew M. Snyder

【摘　要】

　　本专题介绍了贲门失弛缓症的术前检查、手术计划、经口内镜肌切开术的技术，以及 EndoFLIPTM 的应用和疑难情况的处理。

【关键词】

　　经口内镜肌切开术 • 贲门失弛缓症 • 定时钡餐食管造影 • 高分辨率阻抗测压 • EndoFLIP

9.1 临床资料

　　一位 56 岁女性患者，有 5 年胸痛、烧心、吞咽困难病史。临床初诊为胃食管反流病，并使用质子泵抑制剂进行治疗，但症状并没有缓解，且胃镜检查未发现食管炎。当患者从固体食物吞咽困难发展为流体食物难以下咽时，进一步完善了食管动力障碍的全套检查。

- 复查胃镜：食管扩张、曲折且无确切的黏膜病变，疑诊贲门失弛缓症（图 9.1）。
- 定时钡餐食管造影：食管远端平滑变细，5 分钟造影剂滞留影长 10.2 cm，提示造影剂滞留（图 9.2）。
- 高分辨率食管测压（HRIM）：4 秒整合松弛压（integrated relaxation pressure，IRP）升高至 32.4 mmHg，10 次吞咽均收缩失败，全食管增压，符合芝加哥分型 II 型贲门失弛缓症（图 9.3）。

　　随后，患者在球囊扩张术、腹腔镜 Heller 肌切开术和经口内镜肌切开术（POEM）中选择 POEM 作为后续治疗方式。

9.2 手术过程

9.2.1 术前准备和手术设置

　　术前，流质饮食 48 小时，口服制霉菌素或氟康唑 5 天预防念珠菌。

　　患者仰卧，右臂外展，左臂侧收，腹部暴露以备在出现二氧化碳气腹时穿刺减压。根据需要降低床位并放置梯级凳，以最大限度地减少操作者的压力及疲劳（图 9.4）。使用顺序加压装置预防血栓，并加用二代头孢菌素或其他抗生素预防感染。POEM

E. S. Hungness (✉) · M. M. Snyder
Department of Surgery, Northwestern Memorial, 680 N. Lake Shore Drive, Chicago, IL 60611, USA
e-mail: eric.hungness@nm.org

M. M. Snyder
e-mail: matthew.snyder@nm.org

© The Author(s), under exclusive license to Springer Nature Switzerland AG 2022 F. A. M. Herbella and M. G Patti (eds.), *Atlas of Esophageal Surgery*, https://doi.org/10.1007/978-3-031-12790-8_9

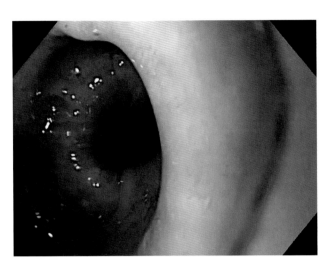

图 9.1　术前内镜检查：扩张、曲折的食管

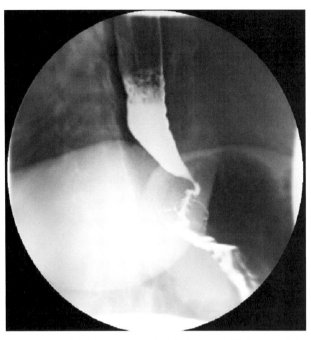

图 9.2　术前食管造影：造影剂滞留，胃食管交界处狭窄

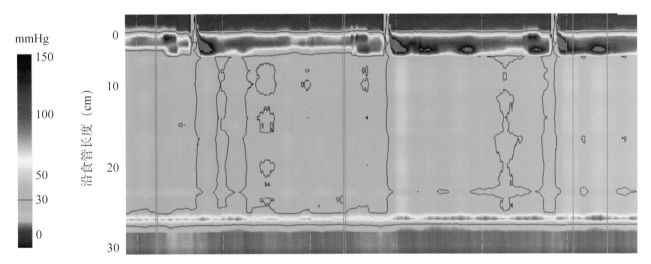

图 9.3　术前 HRIM 显示整合舒张压力（IRP）升高和全食管压力升高，符合 Ⅱ 型贲门失弛缓症

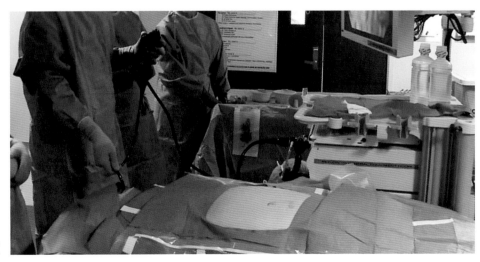

图 9.4　手术设置概览

是在肌松、气管插管状态下全身麻醉后进行的。同时，在快速诱导插管时需特别注意预防误吸的发生。

EndoFLIP 机器安置在邻近内镜吊塔的地方，有利于 EndoFLIP 导管的多次调整。在手术开始前，应对导管进行预充和清洗。

9.2.2 手术操作

9.2.2.1 第 1 步：初始内镜检查和诱导后 Endo-FLIP 测量

采用 CO_2 注气，使用单通道、高分辨率胃镜进行内镜检查。吸净食管和胃滞留的液体和食物，对胃腔减压，并检查是否存在念珠菌或淤积性食管炎。

在食管经过评估并清除所有残留碎屑后，在内镜的直视下将 EndoFLIP 导管安置到食管下括约肌以下的位置（图 9.5）。

随后，在内镜前端安装透明帽（斜面较长的一端朝后），利用内镜上的刻度测量门齿与鳞 – 柱状上皮交界处之间的距离（图 9.6）。

9.2.2.2 第 2 步：黏膜切开术和黏膜下间隙入路

使用 10 mL 含靛蓝胭脂红的生理盐水（0.2 mg/mL）在距离胃食管交界处 12 cm 处的 1 点钟方向进行硬化治疗（图 9.7）。使用内镜电刀在隆起处纵向切开

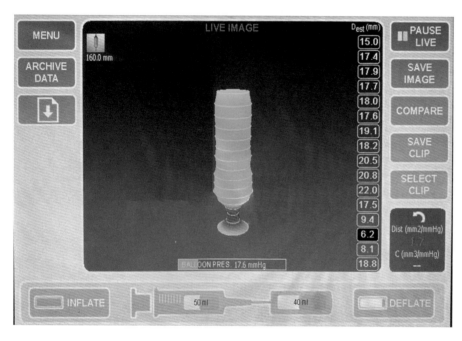

图 9.5　空间成像食管腔和 LES 以及计算初始诱导 EndoFLIP 后的 DI

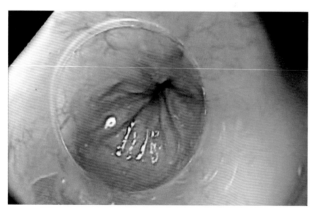

图 9.6　内镜检查显示 EGJ 狭窄。内镜上装有倾斜的透明帽（斜面较长的一端朝后），并通过内镜镜身上刻度测量鳞 – 柱状上皮交界处的位置

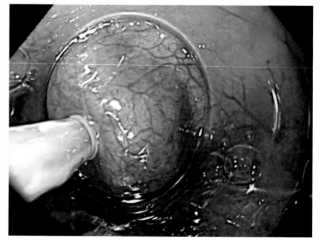

图 9.7　用含有靛胭脂的生理盐水黏膜下注射形成隆起

黏膜 2 cm（图 9.8）。随后，清除黏膜下层结缔组织，暴露环形肌层，并通过内镜透明帽协助内镜钝性进入黏膜下层间隙。

9.2.2.3 第 3 步：构建黏膜下隧道和隧道后 EndoFLIP 测量

构建黏膜下层隧道需要结合电切割（图 9.9）与黏膜下层含靛胭脂生理盐水（图 9.10）注射。构建隧道时，为确保隧道内注射的液体垫位于后壁方向，需定期检查方向从属关系。术中通过黏膜下隧道的变窄、栅栏血管和异常肌束的出现（图 9.11），以及内镜镜身上的刻度标识，来确认隧道腔超过 EGJ，隧道延伸至 EGJ 远端约 3 cm 处。同时，需重点关注肌切开时隧道不向后螺旋。由于操作区域血供丰富，术中需维持收缩压在 120 mmHg 以下，以减少出血。在黏膜下隧道完成后（图 9.12），将内镜从隧道中取出，并通过食管真腔进入胃。

确定足够的隧道长度后，在内镜的直接可视化下，重新引入 EndoFLIP 导管并将其放置在胃食管交界处，并记录隧道后扩张指数（distensibility index，DI）。

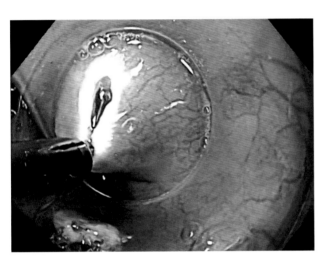

图 9.8　应用电刀在隆起区域纵向切开黏膜

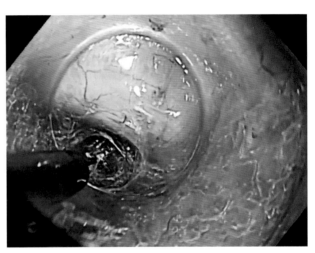

图 9.9　使用电刀分割黏膜下组织。在背景中可见环形肌层

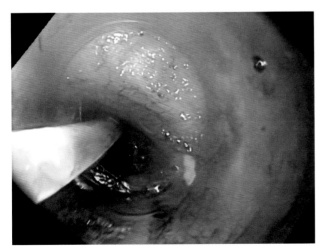

图 9.10　在黏膜下隧道的构建过程中，用含靛胭脂的生理盐水分离黏膜与固有肌层

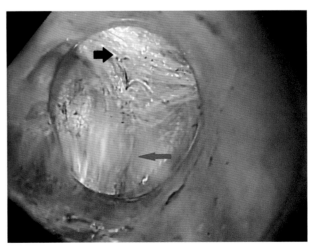

图 9.11　接近 EGJ 的黏膜下隧道外观，包括栅栏状血管（红色箭头）和斜肌纤维束（黑色箭头）

9.2.2.4 第 4 步: 肌切开术及切开后 EndoFLIP 测量

在 EGJ 上方 6 cm 处开始内环肌层的选择性切开术，使用电刀切断部分肌纤维，并延伸到黏膜下隧道的末端（图 9.13）。特别注意在切开过程中保护黏膜（图 9.14）以及纵向肌纤维的扩展。肌切开术完成后，将镜头从隧道中取出，再进入胃腔观察 EGJ 的通畅情况。

在完成肌切开术之后，在内镜直视引导下再次置入 EndoFLIP 导管并放置在 EGJ 上，随后检测并记录扩张指数（DI）（图 9.15）。然后将切开术后 DI 与切开术前 / 诱导后 DI 进行比较，并结合内镜下观测情况以帮助操作者决定是否需要追加肌切开术。指南指出充分的肌切开应满足以下指标: 术后扩张指数大于 4，DI 相对于初始或中间测量至少增加 1 倍，肌切开后 EJG 最小直径大于 12.5 mm。理想情况下，所有测量均应在患者全麻和胃完全排空的情况下于 8 cm 导管 40 mL 填充量或 16 cm 导管 60 mL 填充量下进行。

9.2.2.5 第 5 步: 黏膜切开区域的闭合

最后，内镜再次进入黏膜下隧道，并用杆菌肽溶液冲洗。随后，将内镜撤回至食管真腔，并用 7 枚内镜夹闭合黏膜切开区域（图 9.16 和图 9.17）。出现气腹时可使用 Veress 针缓解。在取出内镜之前，需插入胃腔进行一次抽吸和减压。

9.3 手术疑难问题处理

POEM 是治疗贲门失弛缓症的一种安全有效的手术方式，但对内镜与手术操作技巧的要求很高。在食管食物嵌塞或滞留时，内镜常出现通过困难的情况，此时可通过患者术前 48 小时流质饮食予以预防。在食管滞留严重的情况下，黏膜切开前通常需要进行充分的灌洗和抽吸。

念珠菌性食管炎在贲门失弛缓症患者中发病率较高，建议术前使用抗真菌药物（制霉菌素或氟康唑）予以预防。

食管肌层增厚、乙状结肠形食管和严重的食管扩张会增加 POEM 的技术难度。在这些情况下，使

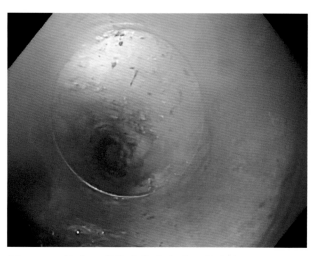

图 9.12 黏膜下隧道腔构建完成后的内镜视野

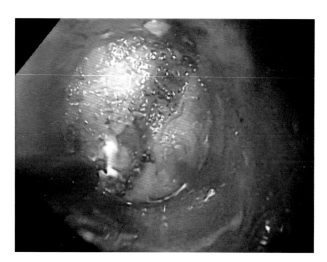

图 9.13 使用电刀离断环形肌

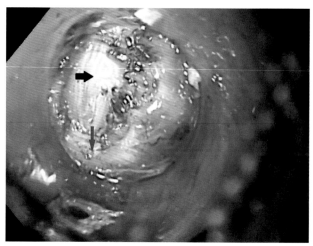

图 9.14 肌切开过程中，在选择性环形肌远端切开的背景区域可见纵行的肌纤维束（黑色箭头）

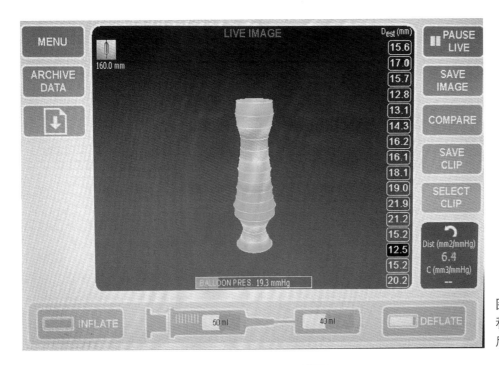

图 9.15 空间成像食管腔和 LES 以及计算肌切开术后 EndoFLIP 的 DI

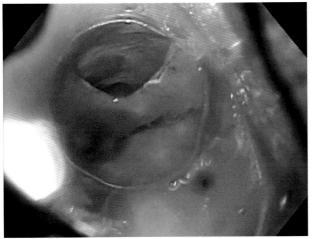

图 9.16 内镜夹闭合前的黏膜切开区域

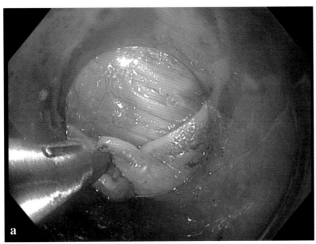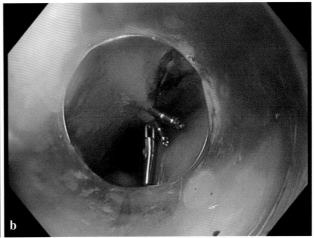

图 9.17 a、b. 使用内镜夹闭合黏膜切开区域

用食管外套管有助于限制弯曲、辅助隧道的形成。对有这类基础疾病的患者，应由主管医师酌情决定是否继续进行 POEM。同时，对于Ⅲ型贲门失弛缓症、Jackhammer 食管或食管痉挛的患者，将内镜钝性插入黏膜下间隙这一操作在技术上具有一定挑战性。

此外，因为 EGJ 区域血供丰富，在该区域构建黏膜下隧道时，可能发生出血。此时，可以通过直接电凝受损的血管（远离黏膜）或将内镜放置在食管真腔中对隧道施加间接压力来控制出血。在该区域操作时，建议将收缩压目标设定在 120 mmHg 之下以减少出血。

黏膜损伤可能发生在内镜检查或黏膜下隧道的构建过程中，但通常可以通过内镜夹修复。根据黏膜缺损的程度和位置，手术可以中止或继续在前壁侧以外的方向进行。

对痉挛性贲门失弛缓症患者，建议行扩大近端肌切开术以切除整个痉挛段，并在行黏膜下隧道构建和肌切开术时从食管近端开始。在 POEM 中，纵行肌纤维的保留根据具体情况而定，有限区域的全层肌切开是术中可以接受的。气腹发生的时候可能需要使用 Veress 针放气减压。气腹不应被视为并发症，而应看作手术操作过程中的正常步骤，因为 CO_2 很容易被组织所吸收。最后，黏膜冗余和折叠会增加黏膜切开区域的夹闭难度，需选择合适内镜夹进行夹闭。

EndoFLIP 导管用于评估肌切开术前后扩张指数的改善情况，以便为术者提供评价肌切开手术效果的客观指标。EndoFLIP 的数据应与黏膜下隧道和肌切开的直观结果相结合以充分评估手术效果。

9.4 术后患者情况

该患者术后拔管后，转至麻醉复苏室观察并要求患者透明流质饮食。根据患者需要，给予静脉注射止吐、止痛和麻醉剂等治疗。术后第一天上午，患者从透明流质饮食逐渐过渡至全流质饮食，并于下午出院转口服抗酸药维持。出院后嘱全流质饮食维持 2 周，随后逐期添加软性食物。患者术后 2 周复诊，因患者症状改善明显，提前转为正常规律饮食，并开始接受长期随访研究。

患者术后 9 个月复诊，诉服用抗酸药后仍有胃部轻微烧灼感。内镜复查提示反流性食管炎 A 级（洛杉矶分级）。高分辨率食管测压显示食管体部无蠕动，8 次吞咽过程中无全食管压力增加，IRP 为 11 mmHg。POEM 手术后 18 个月，患者 Eckardt 评分从术前的 5 分降至 0 分。

值得注意的是，只有在有可靠交通工具以便及时返院的情况下，能耐受流质饮食且疼痛得到充分控制的患者才能在手术当天出院。

致谢 感谢 Rym El Khoury，MD 在第 1 版中做出的贡献。

（邓凯　方品皓　译，杨玉赏　校）

· 推荐阅读 ·

[1] Blatnik JA, Ponsky JL. Advances in the treatment of achalasia. Curr Treat Options Gastroenterol. 2014;12:49–58.

[2] Bredenoord AJ, Fox M, Kahrilas PJ, Pandolfino JE, Schwizer W, Smout AJ, International High Resolution Manometry Working Group. Chicago classification criteria of esophageal motility disorders defined in high resolution esophageal pressure topography. Neurogastroenterol Motil. 2012;24 Suppl 1:57–65.

[3] Campagna RAJ, Cirera A, Holmstrom AL, Triggs JR, Teitelbaum EN, Carlson DA, Pandolfino JE, Hungness ES. Outcomes of 100 patients more than 4 years after POEM for Achalasia. Ann Surg. 2021;273(6):1135–40.

[4] Carlson DA. Functional lumen imaging probe: the FLIP side of esophageal disease. Curr Opin Gastroenterol. 2016;32(4):310–8.

[5] Eleftheriadis N, Inous H, Ikeda H, Onimaru M, Yoshida A, Hosoya T, et al. Training in peroral endoscopic myotomy (POEM) for esophageal achalasia. Ther Clin Risk Manag. 2012;8:329–42.

[6] Holmstrom AL, Campagna RAJ, Alhalel J, Carlson DA, Pandolfino JE, Hungness ES, Teitelbaum EN. Intraoperative FLIP distensibility during POEM varies according to achalasia subtype. Surg Endosc. 2021;35(6):3097–103.

[7] Hungness ES, Teitelbaum EN, Santos BF, Arafat FO, Pandolfino JE, Kahrilas PJ, Soper NJ. Comparison of perioperative outcomes between peroral esophageal myotomy (POEM) and laparoscopic Heller myotomy. J Gastrointest Surg.

2013;17:228–35.

[8] Inoue H, Minami H, Kobayashi Y, Sato Y, Kaga M, Suzuki M, et al. Peroral endoscopic myotomy (POEM) for esophageal achalasia. Endoscopy. 2010;42:265–71.

[9] Inoue E, Tianle KM, Ikeda H, Hosoya T, Onimaru M, Yoshida A, et al. Peroral endoscopic myotomy for esophageal achalasia: technique, indication, and outcomes. Thorac Surg Clin. 2011;21:519–25.

[10] NOSCAR POEM White Paper Committee, Stavropoulos SN, Desilets DJ, Fuchs KH, Gostout CJ, Haber G, et al. Peroral endoscopic myotomy white paper summary. Gastrointest Endosc. 2014;80:1–15.

[11] Ren Z, Zhong Y, Zhou P, Xu M, Cai M, Li L, et al. Perioperative management and treatment for complications during and after peroral endoscopic myotomy (POEM) for esophageal achalasia (EA)(data from 119 cases). Surg Endosc. 2012;26:3267–72.

[12] Roman S, Gyawali CP, Xiao Y, Pandolfino JE, Kahrilas PJ. The chicago classification of motility disorders:an update. Gastrointest Endosc Clin N Am. 2014;24:545–61.

[13] Sharata AM, Dunst CM, Pescarus R, Shlomovitz E, Wille AJ, Reavis KM, Swanström LL. Peroral endoscopic myotomy (POEM) for esophageal primary motility disorders:analysis of 100 consecutive patients. J Gastrointest Surg. 2015;19:161–70.

[14] Su B, Callahan ZM, Novak S, Kuchta K, Ujiki MB. Using impedance planimetry (EndoFLIP) to evaluate myotomy and predict outcomes after surgery for achalasia. J Gastrointest Surg. 2020;24(4):964–71.

[15] Teitelbaum EN, Rajeswaran S, Zhang R, Sieberg RT, Miller FH, Soper NJ, Hungness ES. Peroral esophageal myotomy (POEM) and laparoscopic Heller myotomy produce a similar short-term anatomic and functional effect. Surgery. 2013;154:885–91;dis-cussion 891–2.

[16] Teitelbaum EN, Soper NJ, Arafat FO, Santos BF, Kahrilia PJ, Pandolfino JE, Hungness ES. Analysis of a learning curve and predictors of intraoperative difficulty for peroral esophageal myotomy (POEM). J Gastrointest Surg. 2014a;18:92–8;discussion 98–9.

[17] Teitelbaum EN, Soper NJ, Santos BF, Arafat FO, Pandolfino JE, Kahrilas PJ, et al. Symptomatic and physiologic outcomes one year after peroral esophageal myotomy (POEM) for treatment of achalasia. Surg Endosc. 2014;28:3359–65.

10

Zenker 憩室：从开放式手术到内镜手术

Zenker's Diverticulum: From the Open to the Endoscopic Approach

Zachary M. Callahan, Harry J. Wong, and Michael Ujiki

【摘　要】

　　Zenker 憩室（咽食管憩室）是一种源自 Killian 缺陷区的嵌顿性憩室。该病好发于老年男性群体，由环咽肌松弛不良所致。对于有吞咽困难等症状的憩室，可通过开放手术、硬性内镜或柔性内镜手术来充分切开环咽肌。Zenker 经口内镜肌层切开术（Z-POEM）利用黏膜下隧道技术来充分显示和切开环咽肌。这种新型治疗方式因其手术时间短、康复快及并发症发生率低而迅速得到普及。

【关键词】

　　Zenker 憩室 • 环咽肌切开术 • 经颈入路 • 内镜下憩室切开术 • Zenker 经口内镜肌切开术 • 憩室悬吊术

10.1 引言

　　Zenker 憩室是一种罕见的下咽部病变，年发病率为 1/200 000。Zenker 憩室位于 Killian 缺陷区，即咽下缩肌和环咽肌间的薄弱部分（图 10.1）。环咽肌松弛不良及下咽收缩不协调时，食管腔内压力升高，从而导致黏膜和黏膜下层组织通过 Killian 缺陷区疝出并形成嵌顿性憩室。Zenker 憩室可引起食物滞留并引起吞咽困难、反流、气鸣音、口臭或异物感等症状。同时，非典型症状如咳嗽、体重减轻或误吸等也可占主导地位，因此诊断时需要提高警惕。

10.2 诊疗

　　诊断 Zenker 憩室最简便的方法是钡餐造影，通常可以在颈段食管发现部分突出残留造影剂（图 10.2 和图 10.3）。此外，钡餐造影也可以提供憩室大小等有效临床信息。其他影像学检查如胸部 X 线或 CT 等并不常规进行，但有助于发现吸入性肺炎。

10.2.1 治疗方案

　　无症状的小憩室通常不需要干预，尤其是对于手术风险较高的老年患者。当有手术指征时，成功切除 Zenker 憩室的要点是环咽肌的完全切断，可

Z. M. Callahan · H. J. Wong
Department of Minimally Invasive Surgery, Northshore University HealthSystem, GCSI Suite B665, 2650 Ridge Avenue, Evanston, IL 60201, USA
e-mail: Harry.Wong@uchospitals.edu

M. Ujiki (✉)
Department of Minimally Invasive Surgery, Northshore

University HealthSystem, 1000 Central St Suite 800, Evanston, IL 60201, USA
e-mail: mujiki@uchicago.edu

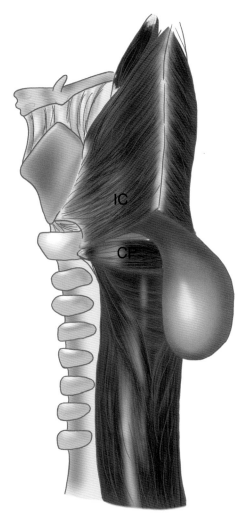

图 10.1 位于咽下缩肌（IC）和环咽肌（CP）间 Killian 缺陷区的 Zenker 憩室

以通过开放手术、硬性内镜或柔性内镜进行切除。

　　由于大部分患者的年龄为 70~80 岁，且传统的开放式经颈入路有较高的并发症发生率和死亡率，因此该方法已不常用。而微创的内镜下憩室切除术在保持满意的治疗效果的同时，显著缩短了手术时间、加快了康复速度并降低了并发症发生率。

　　内镜下憩室切除的成功关键在于内镜下使用吻合器分离憩室和食管之间的共壁；其局限性在于需要患者具有足够的颈部伸展和颌骨张开能力，故颈部短、舌下颏距短和体重指数高容易导致手术失败。此外，内镜切割闭合器的远端部分是无法切割的，这可能导致共壁切除不完全。同时，上述因素都可能导致症状不缓解和高复发率。超声刀或二氧化碳激光可能有助于完成共壁的切除，但研究表明，这些方法发生食管穿孔并继发纵隔感染的风险

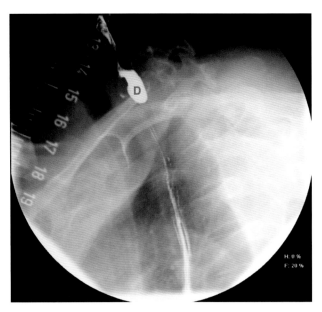

图 10.2 憩室（D）钡餐矢状面影像

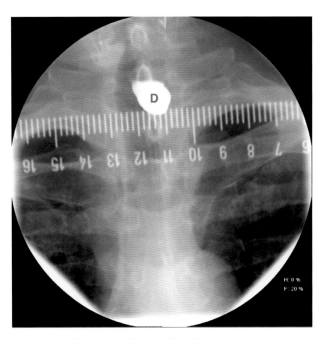

图 10.3 憩室（D）钡餐冠状面影像

较高。

　　柔性内镜手术确实降低了对术者解剖能力的要求，然而，这类手术使用内镜电凝或氩气刀来分割共壁，无法保证完全切断下方的环咽肌。事实上，上述所有的内镜治疗方案都在这一缺陷上受到限制。因为在许多患者中，环咽肌向下延伸大都超过了憩室本身的范围，因此切除共壁后可能无法实现完全的肌层切开进而导致术后憩室复发。

　　一种使用内镜隧道技术的新方法近年来备受关

注，即 Zenker 经口内镜肌切开术（Z-POEM）。它基于针对贲门失弛缓症的经口内镜肌切开术（POEM）中使用的原理和技术，通过建立黏膜下隧道以对整个环咽肌进行完全的可视化切断，同时保持黏膜的完整性。此方法具有手术时间短、恢复时间快、并发症发生率低等优点，这些优势推动了 Z-POEM 的普及。虽然 Z-POEM 并不能解决憩室本身的问题，但憩室通常在环咽肌切开术后逐渐消退。对于较大的憩室，可以通过后续的内镜憩室悬吊术进行治疗。

10.2.2 开放式经颈入路

这种手术方式通常在全身麻醉下进行，且术前需使用能覆盖口腔常见菌群的抗生素。患者取仰卧位，颈部过度伸展。患者头部向非手术侧旋转，尽可能对憩室进行内镜下评估，并用纱布轻轻填塞憩室以帮助识别。在切除憩室过程中在食管内放置探条（34~40 Fr）以协助行肌切开术，防止食管管腔狭窄。

在环状软骨水平或沿胸锁乳突肌前缘的切口处横向切开，提起颈下肌皮瓣，向外侧牵拉胸锁乳突肌和颈总动脉鞘，显露包含气管、喉、咽和甲状腺的颈部中央区。术中可以离断甲状腺静脉和肩胛舌骨肌的分支以改善暴露。需注意喉返神经位于气管食管沟内，容易受到损伤，识别和保护该神经至关重要。

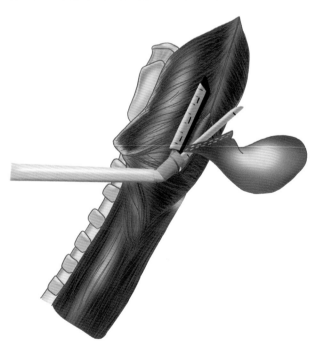

图 10.4　环咽肌剥离后的憩室切开吻合

憩室位于咽下缩肌和环咽肌之间的 Killian 缺陷区。将憩室囊袋与周围组织分离后，识别环咽肌，并在切除憩室本身之前进行肌层切开术。肌肉纤维需从憩室和底层黏膜中仔细解剖出来，以确保整个肌肉体安全、完整的切断。肌切开术必须部分延伸至颈段食管。

最后，借助先前放置的探条区分憩室颈与正常咽部组织，使用吻合器切除憩室（图 10.4）。进行水漏试验确保术后食管的密封性能后在手术区域放置引流管并关闭切口。

患者保持禁食直到次日行食管钡餐造影。如未见异常，可拆除引流管并逐渐转为流质饮食。出院后，患者仍需进食 2 周的半流质饮食。

10.2.3 硬性内镜入路

患者于全身麻醉下取仰卧位，术前使用覆盖常见口腔菌群的抗生素。将硬质内镜置入下咽时，将前、后叶片分别放置于食管和憩室内，这样使得憩室与食管之间的共壁定位在操作区中央。使用 5 mm 的 30° 内镜确认定位后，置入内镜切割吻合器，将钉砧座置于憩室中，较长的钉仓置于食管中（图 10.5）。部分外科医师尝试剪短吻合器的砧座从而达到更完整分割共壁的目的，但由于吻合器刀片切割的范围可能会超过缝合钉钉合的范围，所以理论上说这种方式存在增加吻合口瘘风险的可能。

闭合切割闭合器后，通过内镜再次确认定位，然后激发切割闭合器，切开共壁并闭合两侧切缘黏膜，最后检查闭合线是否有缺损或出血。使用的闭合钉的数量需取决于憩室大小。

共壁的切割也可以采用超声刀或激光刀进行，这类方法更常用于较小的憩室或没有明显憩室的环咽肌功能障碍患者。憩室镜的设置和定位类似于上述的内镜切除闭合法。

术后患者保持禁食，第二天早上进行食管钡餐造影排除异常后进食流质饮食。出院后，患者仍需进食 2 周的半流质饮食。

10.2.4 Zenker 经口内镜肌切开术（Z-POEM）

患者于全身麻醉下取仰卧位，术前使用覆盖常见口腔菌群的抗生素。同时，术前需进行完整的上消化道内镜检查，以排除吞咽困难的其他病因。这一程序十分重要，因为恶性病变在老年人群中并不少见。

通过内镜定位憩室、食管腔和分隔它们的环咽肌痉挛带（图 10.6），并在 30 mL 的填充量下测量憩室的深度。然后将 8 cm 内镜下功能性腔道成像探针™（Endoflip，美敦力）穿过环咽肌送入食管（图 10.7）。这一步骤可使用内镜套扎器进行辅助。

接下来，使用 I 型杂交刀（Erbe）以环咽痉挛带为中心在环咽肌上纵向切开黏膜，切口长度应足以容纳内镜（图 10.8）。随后向憩室和食管侧的环咽痉挛带黏膜下层注射盐水与亚甲基蓝混合物，形成黏膜下隧道（图 10.9）。过程中应避免注射到肌肉层，以避免遮挡黏膜下组织平面。

然后将内镜插入黏膜下间隙，并使用水力剥离法将黏膜进一步抬高，使之与环咽肌分离（图 10.10）。随后进行环咽肌全长的切开术，切开时远端界限为食管的环形和纵向肌纤维（图 10.11）。特别注意不要损伤憩室或食管的黏膜，如果造成黏膜损伤，则用内镜夹进行夹闭。

接下来，取出内镜，重新放置内镜下功能性腔道成像探针™（Endoflip，美敦力）入食管，在 30 mL 的填充量时再次读取读数。然而，对于扩张指数（DI）的理想值尚无明确定论，目前正在积极研究中。在完成充分的环咽肌切开后，使用内镜夹闭合黏膜切口（图 10.12）。

10.2.5 Zenker 憩室悬吊术

接受 Z-POPEN 治疗的患者如果有较大的憩室

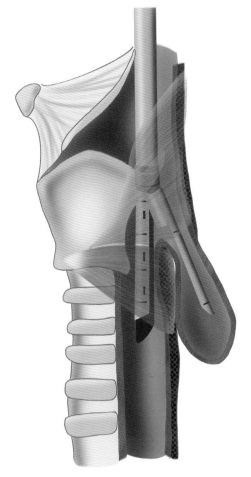

图 10.5 内镜吻合器，砧座位于憩室内，钉仓位于食管内

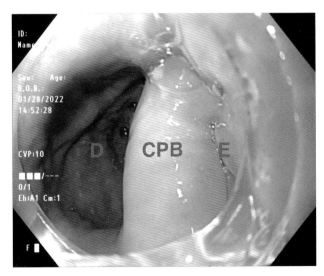

图 10.6 憩室（D）、环咽肌痉挛带（CPB）和食管（E）的定位

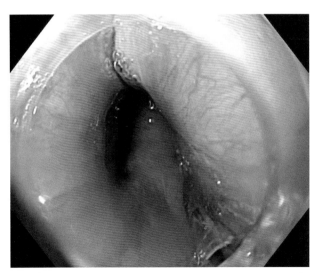

图 10.7 肌层切开前内翻测量环咽的扩张性

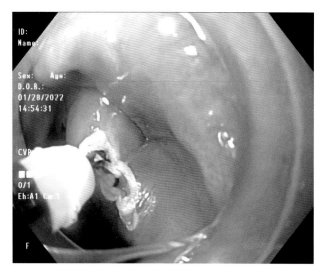

图 10.8 切开黏膜以进入黏膜下间隙

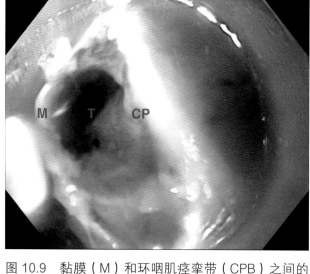

图 10.9 黏膜（M）和环咽肌痉挛带（CPB）之间的黏膜下隧道（T）

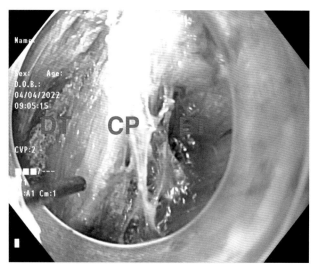

图 10.10 从已构建的憩室隧道（DT）和食管隧道（ET）中分离环咽肌（CP）

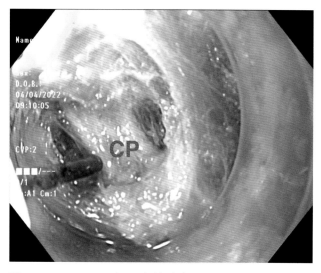

图 10.11 环咽肌（CP）的分离

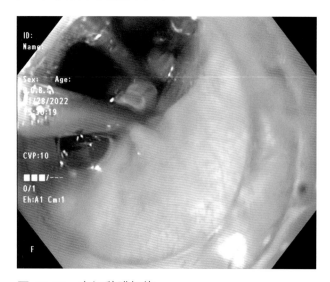

图 10.12 夹闭黏膜切缘

（初始直径＞ 4 cm），可能需要加做憩室悬吊术以完全缓解症状。而笔者在最初进行 Z-POEM 期间没有常规进行憩室悬吊术，因为许多患者在没有悬吊的情况下症状也得到了充分的缓解。此外，憩室悬吊术可能会使切开黏膜闭合处压力升高，理论上会增加吻合口瘘的风险。

该手术也需要在全身麻醉下进行。使用安装有吻合系统的双腔内镜，夹住憩室最远端，并用不可吸收缝线将憩室拉入食管真腔中，缝合在食管侧壁上。若憩室直径较大，可能需要额外的缝合。操作完成后，将内镜重新置入食管，确认憩室悬吊术没有使食管管腔变窄或堵塞。POEM 和 Zenker 憩室悬吊术均为门诊手术，术后不必常规进行造影，手术部位通常会出现轻度至中度的颈部捻发音。出院后，患者仍需进行 2 周的半流质饮食。

（胡杨　方品皓　译，杨玉赏　校）

· 推荐阅读 ·

[1] Beard K, Swanström LL. Zenker's diverticulum:flexible versus rigid repair. J Thorac Dis. 2017;9(Suppl 2):S154.

[2] Bloom JD, Bleier BS, Mirza N, Chalian AA, Thaler ER. Factors predicting endoscopic exposure of Zenker's diverticulum. Ann Otol Rhinol Laryngol. 2010;119(11):736–41.

[3] Ferreira LE, Simmons DT, Baron TH. Zenker's diverticula:pathophysiology, clinical presentation, and flexible endoscopic management. Dis Esophagus. 2008;21(1):1–8.

[4] Howell RJ, Giliberto JP, Harmon J, Masch J, Khosla S, Postma GN, Meinzen-Derr J. Open versus endoscopic surgery of Zenker's diverticula: a systematic review and meta-analysis. Dysphagia. 2019;34(6):930–8.

[5] Jain D, Sharma A, Shah M, Patel U, Thosani N, Singhal S. Efficacy and safety of flexible endoscopic management of Zenker's diverticulum. J Clin Gastroenterol. 2018;52(5):369–85.

[6] Mulholland MW, Albo D, Dalman R, Hawn M, Hughes S, Sabel M. Operative techniques in surgery. Lippincott Williams & Wilkins;2014.

[7] Sanaei O, Ichkhanian Y, Mondragon OV, Nieto J, Krishnan A, Tantau M, Tantau A, Desai PN, Ginsberg GG, Saumoy M, Deshmukh A. Impact of prior treatment on feasibility and outcomes of Zenker's peroral endoscopic myotomy (Z-POEM). Endoscopy. 2021;53(07):722–6.

[8] Wong HJ, Ujiki MB. Peroral zenker diverticulotomy. Surg Clin. 2020;100(6):1215–26.

[9] Yuan Y, Zhao YF, Hu Y, Chen LQ. Surgical treatment of zenker's diverticulum. Dig Surg. 2013;30(3):207–18.

[10] Zhang H, Huang S, Xia H, Shi L, Zeng X, Jiang J, Ren W, Peng Y, Lü M, Tang X. The role of peroral endoscopic myotomy for zenker's diverticulum: a systematic review and meta-analysis. Surg Endosc. 2022;12:1–1.

11 膈上食管憩室的腹腔镜治疗
Laparoscopic Treatment of Epiphrenic Diverticulum
Michelle McGee and Vic Velanovich

【摘　要】

　　膈上食管憩室是一种罕见的疾病，其定义为食管远端 10 cm 附近、靠近膈肌和胃食管交界处的憩室。早期膈上憩室的外科治疗采用开胸入路，较高的并发症发生率和死亡率使其逐渐被内镜手术所替代。现如今，多数膈上憩室可以通过腹腔镜手术进行治疗，然而位于食管上方的憩室切除需要在胸腔镜下完成手术。手术的主要步骤为贲门肌层切开以治疗潜在的运动障碍。小的膈上食管憩室无须切除，然而，对于较大且易嵌塞食物的憩室，建议行手术治疗。

【关键词】

　　膈上憩室·食管憩室·贲门失弛缓症·钡餐检查·食管括约肌切开术

11.1 流行病学

　　食管憩室是一种罕见的疾病，发病率为 0.06%~4%[1]。膈上憩室则更加罕见，占所有食管憩室的 11%。男性患者的比例高于女性，高发年龄在 60~80 岁[2]。同时，膈上憩室患者还伴随着约 0.6% 的癌症发病率（主要是食管鳞状细胞癌）。研究表明，与膈上憩室相关的恶性肿瘤的危险因素包括男性、高龄、憩室大于 5 cm 等[3]。

11.2 解剖学

　　食管憩室可以出现在食管的任何位置。膈上憩室定义为位于食管远端 10 cm 处、靠近膈肌和胃食管交界处的憩室。膈上憩室通常位于食管的右侧，距贲门 4~8 cm 处。

11.3 病理生理学

　　食管憩室是一种食管局部膨出的囊状结构，通常是由于食管腔内压力增加导致薄弱部位的黏膜和黏膜下层突出而形成的。这种憩室的形成与食管壁的薄弱或损伤有关，而不是食管腔内的正常解剖结构，属于假性憩室。食管腔内压力增高是食管憩室

M. McGee
Department of Surgery, The University of South Florida
Morsani College of Medicine, 12901 Bruce B. Downs
Boulevard Tampa, Tampa, FL 33612, USA
e-mail: mmcgee@usf.edu

V. Velanovich (✉)
Department of Surgery, The University of South Florida
Morsani College of Medicine Five Tampa General Circle,
Tampa, FL 74033606, USA
e-mail: vvelanov@usf.edu

© The Author(s), under exclusive license to Springer Nature
Switzerland AG 2022 F. A. M. Herbella and M. G Patti (eds.),
Atlas of Esophageal Surgery,
https://doi.org/10.1007/978-3-031-12790-8_11

形成的重要因素之一。这种压力增高通常与食管蠕动障碍有关，包括贲门失弛缓症、弥漫性食管痉挛和食管下段括约肌（LES）高压等。然而，值得注意的是，即使在 LES 功能正常的情况下，食管憩室的形成也可能发生[4]。另外，医源性膈上憩室是一种较少见的食管憩室类型，通常是在手术干预后引起的。例如，在 Nissen 胃底折叠术后，由于 LES 机械性梗阻导致功能性紊乱，或者在食管肌层切开术后引起突出形成膈上憩室[5]。

11.4 病史和体格检查

大多数膈上憩室的患者并没有明显的症状，这些憩室通常是在进行其他检查时偶然发现的。据悉，只有 10%~40% 的患者会因膈上憩室而出现症状或并发症[6]。最常见的症状包括反流、胸骨后烧灼感、吞咽困难、胸痛、吞咽疼痛和吸入性并发症[7]。此外，最令人担忧的并发症包括穿孔或憩室破裂、肺部并发症，以及较少见的憩室癌[8]。同时，部分症状也可能与潜在的食管蠕动障碍相关[9]。对

于膈上憩室的诊断，并没有特异性的体格检查手段，然而，口臭和牙齿侵蚀（继发于反流），以及肺部并发症等症状和并发症可能与膈上憩室有关。

11.5 诊断学

11.5.1 钡餐食管造影

钡餐食管造影通常用于评估食管膈上憩室的情况（图 11.1）。钡餐造影可提供有关膈上憩室的大小、位置和功能的信息，有助于外科手术规划。约 15% 的患者可能会出现多个憩室[10]。该检查还有助于识别潜在的食管蠕动障碍与相关的解剖异常，如裂孔疝和食管改变（扩张、螺旋形食管、鸟嘴状食管）[11]。

11.5.2 食管胃十二指肠镜检查

食管胃十二指肠镜检查（esophagogastroduodeno-scopy，EGD）通常用于排除其他原因引起的吞咽困难，如肿瘤（图 11.2）。通过内镜检查，可以测量从口腔到憩室和从憩室到胃食管交界处的距离，这些数据也可以用于外科手术规划。此外，如果担心测压导管在憩室内盘绕，内镜检查可以确保测压导管的正确放置。

11.5.3 食管测压

由于 75%~90% 的膈上憩室是由原发性食管蠕动障碍引起的，食管测压成为一种有用的术前检查工具[12, 13]。高分辨率食管测压技术具有更高的敏感性，临床上优先使用这种技术来确定手术方案。这

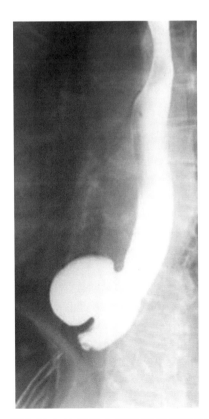

图 11.1 膈上憩室的钡餐食管造影显示憩室有钡剂充盈，钡剂进入胃部受阻，且有气液平面

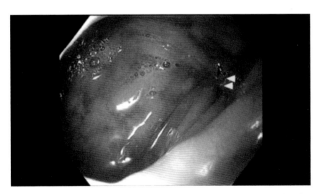

图 11.2 食管胃十二指肠镜检查显示膈上憩室位于胃食管交界处旁（黄色箭头）

种技术有助于确定肌层切开的长度以及要实施的抗反流手术的类型[14, 15]。

11.6 手术技术

膈上憩室的外科治疗先前通常采用开放性经胸入路的方法，但这一途径与高发病率和死亡率相关。相比之下，微创手术方法，即通过腹腔镜进行手术，现在被视为标准术式。大多数情况下，可以通过腹腔镜手术进行处理，但对于位于更上部的膈上憩室，可能需要进行胸腔镜手术以进行更全面的处理[4]。近年来，还出现了一些新的内镜手术方法，包括经口内镜肌层切开联合憩室隔膜切开术等[16]。

11.6.1 腹腔镜手术的术前准备

使用快速序贯诱导麻醉法有助于预防因憩室或潜在食管蠕动障碍引起的误吸。为预防深静脉血栓形成，需使用化学和机械（充气压力袜）预防措施。患者需以截石位躺在手术台上，并固定在反屈氏位。手术区域的腹部应以常规的无菌方式进行消毒和铺巾。

11.6.2 穿刺口和器械

在手术过程中，首先通过腹部正中线横向切口（约在脐上 1 英寸处）进入腹腔。使用 Hasson 技术在直视下进入腹腔，并放置一个 10 mm 的戳卡，然后使用 30° 的腹腔镜来评估腹腔内脏是否受损。在

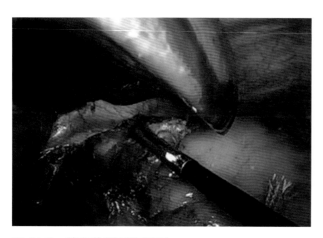

图 11.3 憩室的解剖和识别

直视下，再放置另外 4 个 10 mm 的戳卡：右、左锁骨中线，上腹部和左腋前线。通过上腹部穿刺口，将肝脏拉向内上方以暴露食管裂孔。然后将患者置于反屈氏位。

11.6.3 食管游离

食管游离是手术的关键步骤之一。它始于肝胃韧带和膈食管韧带的离断，暴露出左侧和右侧肋膈隐窝和食管前壁。在此过程中，必须小心识别并保护迷走神经前支。完成这一步骤后，将食管经环周进行游离，使得憩室能够被充分暴露出来。同时，也要找到并保护迷走神经后支。如果憩室难以被找到，可以使用内镜来辅助识别。

11.6.4 暴露以及用线性切割吻合器处理憩室

在暴露出憩室之后，可以使用线型切割吻合器来处理憩室。对于较小的憩室，无须进行切除，但对于较大的憩室，建议进行切除，因为食物仍可能卡在憩室中。如果决定切除憩室，首先需定位后将憩室从相邻的胸膜和周围软组织中分离出来。憩室颈部清晰分离后，将其展开（图 11.3）。然后根据最佳角度，选择 45 mm 或 60 mm 的 Endo-GIA 线性切割吻合器通过左侧的戳卡进入腹腔，并沿食管纵向切开憩室。被切除的憩室会被放置在内镜样本袋中，从腹腔中取出，并送交病理学检查以进行进一步的分析和处理。

11.6.5 肌层切开术

接下来，进行肌层切开术以避免憩室复发。在切开时，通常在吻合器处理的食管的对侧进行，使用电凝切断纵向和环形肌纤维。从胃食管交界处开始，使用超声刀将食管向上肌层切开至少 6 cm，使得环形肌纤维与黏膜之间形成一段空间。完成食管肌层切开术后，还需切除食管脂肪垫。然后，将肌层切开部分延伸到胃的前壁下至少 2 cm。为了确保肌层切开的长度适中，可以放置一个腹腔内标尺进行确认。

11.6.6 部分胃底折叠术

在部分胃底折叠术中，我们倾向于采用 Dor 胃底折叠术（180° 食管前包绕胃底折叠术）。然而，

部分外科医师可能更倾向于 Toupet 胃底折叠术。在特定情况下，外科医师可能选择不做任何的胃底折叠。在这个案例中，我们使用 Dor 胃底折叠来覆盖肌层切开术并提供一定的抗反流保护。具体操作是将胃底部带到胃食管交界处的前方，使用 2-0 号聚丙烯线将靠近 His 角的胃底前表面与左侧食管肌层切开切口边缘缝合，然后使用单根 2-0 号聚丙烯线将胃大弯缝合到右侧食管肌层切开切口和右侧肋膈隐窝（图 11.5）。

11.6.7 狭窄和漏气检测

在进行胃底折叠术后，需要进行狭窄和漏气检测以确保手术效果和避免潜在并发症。通过食管胃十二指肠镜检查，可以确认胃食管交界处宽阔通畅，并且内镜可以轻松进入胃内。为了评估是否漏气，可以用生理盐水淹没腹腔内裂孔。在结束手术前，还需直视下放置鼻胃管。最后，所有戳卡都在直视下被取出，脐上戳卡用 0 号 Vicryl 线缝合，皮肤用 4-0 Monocryl 线缝合。

11.7 术后管理

术后，患者通常需要继续住院治疗。术后第 1 天进行钡餐食管造影检查，以确保没有明显的漏出。如果检查未发现漏出，拔除鼻胃管，并开始给予患者清流质饮食。通常在 24~48 小时内，患者会逐渐过渡到半流质饮食，并在手术后的第 1 或第 2 天出院。出院前，医师会向患者提供有关饮食恢复的详细书面和口头指导。术后 2 周，患者复诊后可在医师指导下恢复正常饮食。

11.8 结局

经过腹腔镜下憩室切除、肌层切开术和胃底折叠术的治疗后，85%~100% 的患者报告症状得到了缓解[11]。在添加抗反流手术之前，术后反流率曾高达 48%[17]。同时，在 Heller 肌层切开术（Patti）的背景下进行的研究表明，部分胃底折叠术被认为可以显著减少术后反流。

11.9 替代疗法：D-POEM

此外，还有一种新兴的手术方法 D-POEM，即经口内镜肌层切开术，可用于治疗膈上憩室。其基本步骤包括：①黏膜下注水。②在憩室上方切开黏膜。③在距离胃食管交界处至少 2 cm 处切开形成黏膜下隧道。④沿着隧道朝憩室方向切入黏膜以显露憩室间嵴。⑤肌层切开始于距离黏膜切口下 1~2 cm 处，止于距离胃食管交界处下 2 cm 处。⑥切开憩室间嵴。⑦闭合黏膜切口。这种内镜手术方法对于不同大小的憩室安全有效，并且在短期内有良好的疗效[16]。随着更多深入的研究，治疗策略可能会逐渐演变，包括增加内镜干预措施等。

（张含露　方品皓　译，杨玉赏　校）

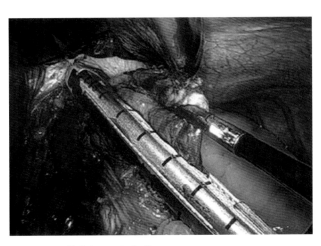

图 11.4　憩室切开吻合术

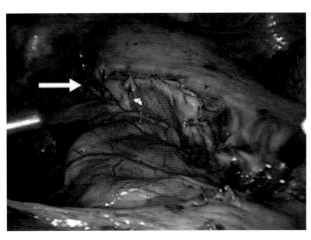

图 11.5　部分胃底折叠术

· 参考文献 ·

[1] Herbella FA, Patti PG. Modern pathophysiology and treatment of esophageal diverticula. Langenbecks Arch Surg. 2012;397(1):29–35.

[2] Thomas ML, Anthony AA, Fosh BG, Finch JG, Mad-dern GJ. Oesophageal diverticula. Br J Surg. 2001;88(5):629–42.

[3] Herbella FA, Dubecz A, Patti MG. Esophageal diverticula and cancer. Dis Esophagus. 2012;25(2):153–8.

[4] McDonald JD, Jacobs J, Saad A, Richter JE, Velanovich V. Heller myotomy for epiphrenic diverticula compared to nondiverticula esophageal motility disorders, a single institution experience and appraisal of patient characteristics, high-resolution manometry and outcomes. Dig Surg. 2020;37(1):72–80.

[5] Triggs JR, Krause AJ, Carlson DA, Donnan EN, Campagna RAJ, Jain AS, Kahrilas PJ, Hungness ES, Pandolfino JE. Blown-out myotomy: an adverse event of laparoscopic Heller myotomy and peroral endoscopic myotomy for achalasia. Gastrointest Endosc. 2021;93(4):861-8.e1.

[6] Fisichella PM, Jalilvand A, Dobrowolsky A. Achalasia and epiphrenic diverticulum. World J Surg. 2015;39(7):1614–9.

[7] Jordan PH Jr, Kinner BM. New look at epiphrenic diverticula. World J Surg. 1999;23(2):147–52.

[8] Zaninotto G, Portale G, Costantini M, Zanatta L, Salvador R, Ruol A. Therapeutic strategies for epiphrenic diverticula: system-atic review. World J Surg. 2011;35(7):1447–53.

[9] Nehra D, Lord RV, DeMeester TR, Theisen J, Peters JH, Crookes PF, Bremner CG. Physiologic basis for the treatment of epiphrenic diverticulum. Ann Surg. 2002;235:346–54.

[10] Fasano NC, Levine MS, Rubesin SE, Redfen RO, Laufer I. Epiphrenic diverticula: clinical and radiographic findings. Dysphagia. 2003;18:9–15.

[11] Soares R, Herbella FA, Prachand VN, Ferguson MK, Patti. Epiphrenic diverticulum of the esophagus. From pathophysiology to treatment. J Gastrointest Surg. 2010;14(12):2009–15.

[12] D'Journo XB, Ferraro P, Martin J, Chen LQ, Duranceau A. Lower oesophageal sphincter dysfunction is part of the functional abnormality in epiphrenic diverticulum. Br J Surg. 2009;96(8):892–900.

[13] Tedesco P, Fisichella PM, Way LW, Patti MG. Cause and treatment of epiphrenic diverticula. Am J Surg. 2005;190(6):891–4.

[14] Melman L, et al. Esophageal manometric characteristics and outcomes for laparoscopic esophageal diverticulectomy, myotomy, and partial fundoplication for epiphrenic diverticula. Surg Endosc. 2009;23(6):1337–41.

[15] Patti MG, Herbella FA. Fundoplication after laparoscopic Heller myotomy for esophageal achalasia: what type? J Gastrointest Surg. 2010;14(9):1453–8.

[16] Nabi Z, Chavan R, Asif S, Ramchandani M, Basha J, Darisetty S, Goud R, Kotla R, Reddy DN. Per-oral Endoscopic Myotomy with Division of Septum (D-POEM) in epiphrenic esophageal diverticula:outcomes at a median follow-up of two years. Dysphagia;1 July 2021.

[17] Richards WO, Torquati A, Holzman MD, Khaitan L, Byrne D, Lutfi R, Sharp KW. Heller myotomy versus Heller myotomy with Dor fundoplication for achalasia: a prospective randomized double-blind clinical trial. Ann Surg. 2004;240(3):405–12.

12 食管平滑肌瘤的腹腔镜切除治疗
Laparoscopic Resection of Esophageal Leiomyoma

Marco G.Patti, Fernando A. M. Herbella, and Bernardo Borraez

【摘 要】

本专题描述了食管平滑肌瘤的术前评估、手术规划以及腹腔镜下切除过程。

【关键词】

食管平滑肌瘤 • 腹腔镜切除

12.1 临床资料

患者，女性，38 岁，自就诊前 6 个月开始出现进行性吞咽困难。内镜检查显示食管远端存在一个黏膜下肿块，而肿块上方的黏膜正常。超声内镜（EUS）确认食管远端存在一个肿块，并且在胃近端小弯处也发现了一个类似的肿块。CT 扫描证实了上述检查结果。

鉴于上述情况，我们考虑进行腹腔镜切除手术以消除胃和食管的两个肿块。然而，术前检查未能确定患者为单发肿瘤或双原发肿瘤。

12.2 手术

12.2.1 患者体位

患者采取仰卧姿势，放置在手术台上，为了防止在反屈氏位滑动，我们放置了一块充气沙袋。患者的双腿被伸直并放置在腿架上，膝盖呈 20°~30° 的弯曲角度。外科医师站在患者双腿之间进行手术操作，手术台的右侧和左侧各有 2 名助手（图 12.1）。

12.2.2 穿刺口和手术器械

手术需要使用 5 个戳卡（图 12.2）：

- 戳卡 1：置于剑突下 14 cm 的中线位置（或者在中线左侧 1~2 cm 与食管裂孔对齐）。用于放置 30° 的摄像头。
- 戳卡 2：置于左锁骨中线位置（与戳卡 1 在同一水平线上）。用于放置巴氏钳，抓钳以固定潘氏引流管，或用于切割胃短血管的器械。
- 戳卡 3：位于右锁骨中线位置（与前两个穿刺孔在同一水平线上）。用于置入肝脏牵引器。

M. G. Patti (✉)
Department of Surgery, University of Virginia, Charlottesville, VA, USA
e-mail: marco.patti@gmail.com

F. A. M. Herbella
Department of Surgery, Escola Paulista de Medicina, Rua Diogo de Faria 1087 cj 301, São Paulo, SP 04037-003, Brazil
e-mail: herbella.dcir@epm.br

B. Borraez
Department of Clinical Sciences, Universidad Tecnológica de Pereira, Pereira, Colombia
e-mail: b.borraez@utp.edu.co

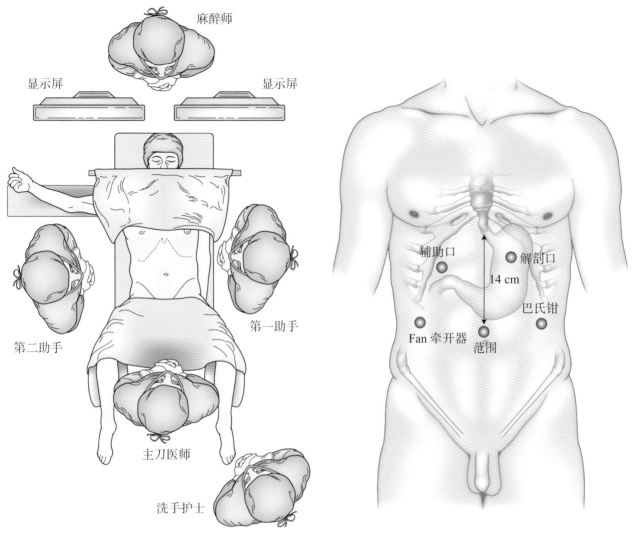

图 12.1　手术室准备工作

图 12.2　5 个戳卡的位置与功能示意图

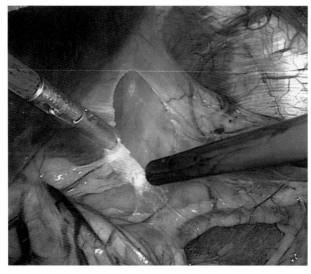

图 12.3　肝胃韧带的分离（1）

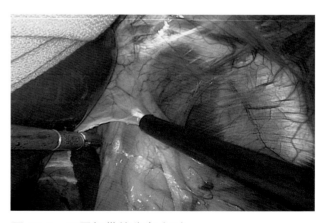

图 12.4　肝胃韧带的分离（2）

- 戳卡 4 和 5：分别位于右侧和左侧肋缘下。用于缝合和解剖器械的使用。

12.2.3 手术流程

12.2.3.1 第 1 步：切开肝胃韧带、腹膜和横膈食管膜

肝胃韧带的分离自肝尾叶上方开始（图 12.3 和图 12.4）。同时，使用电凝切割腹膜和食管上方的横膈食管膜，在操作过程中，需留意并保护腹部迷走神经前支（图 12.5）。随后，向下切开左侧膈肌至与右侧膈肌连接处（图 12.6）。

12.2.3.2 第 2 步：胃区的解剖

辨认并仔细处理涉及肿瘤的胃区组织（图 12.7 和图 12.8），使用双极电凝切割胃短血管（图 12.9 和图 12.10）。

使用双极电凝和双极电刀（图 12.11~图 12.20）对肿瘤进行解剖。在此过程中，手术团队需注意识

别肿瘤包膜的"珍珠母贝"外观，并避免对黏膜造成热力或牵拉损伤。

12.2.3.3 第 3 步：食管区域的解剖

使用钝性解剖、电凝钩和双极电凝刀将肿瘤的食管部分小心分离（图 12.21~图 12.30）。

操作过程需注意保护食管黏膜（图 12.31 和图 12.32）。为确保黏膜完整，在食管膈肌上方放置一根胃管，并注射亚甲蓝以明确黏膜是否出现破损。

12.2.3.4 第 4 步：Dor 胃底折叠术

在肿瘤切除后，该患者的肌层边缘相距较远，我们未试图在黏膜上方拢合，以避免食管腔显著变窄。为覆盖暴露的黏膜，我们采用 180° 食管前包绕胃底折叠术（Dor 胃底折叠术），类似于治疗贲门失弛缓症进行 Heller 肌层切开术后的做法。

使用双排缝线进行 180° 食管前包绕胃底折叠术（Dor 胃底折叠术），具体操作如下：第 1 排缝

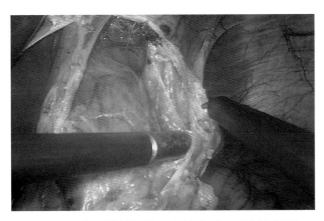

图 12.5 用电刀横断食管上方的腹膜和横膈食管膜

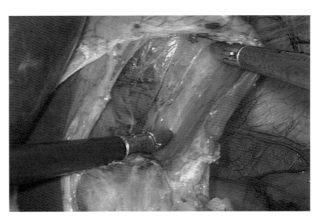

图 12.6 向下切开左侧膈肌至与右侧膈肌连接处

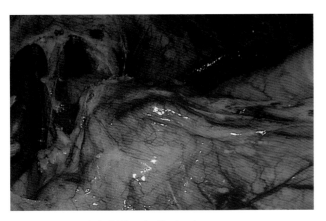

图 12.7 识别肿瘤胃区部分（1）

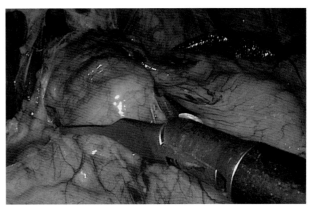

图 12.8 识别肿瘤胃区部分（2）

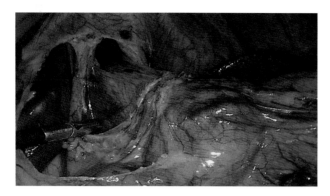

图 12.9　离断胃短血管（1）

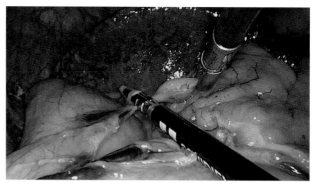

图 12.10　离断胃短血管（2）

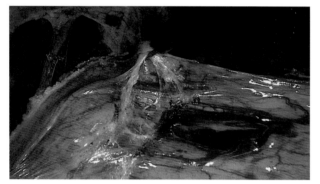

图 12.11　游离肿瘤的胃区部分（1）

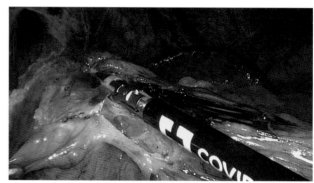

图 12.12　游离肿瘤的胃区部分（2）

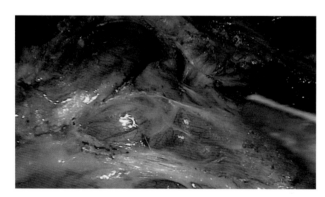

图 12.13　游离肿瘤的胃区部分（3）

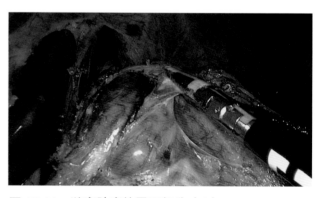

图 12.14　游离肿瘤的胃区部分（4）

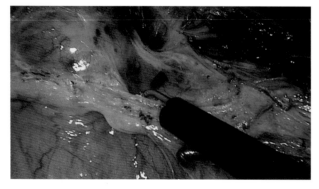

图 12.15　游离肿瘤的胃区部分（5）

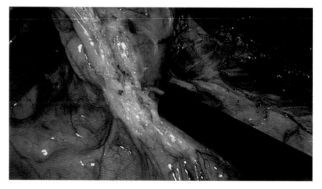

图 12.16　游离肿瘤的胃区部分（6）

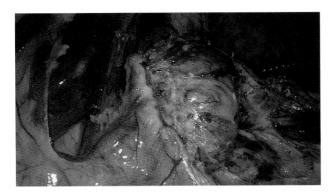

图 12.17　游离肿瘤的胃区部分（7）

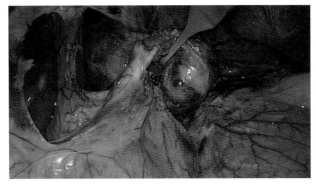

图 12.18　游离肿瘤的胃区部分（8）

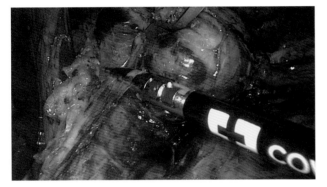

图 12.19　游离肿瘤的胃区部分（9）

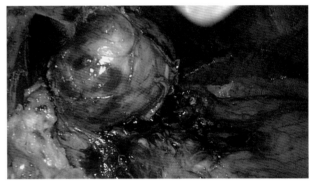

图 12.20　游离肿瘤的胃区部分（10）

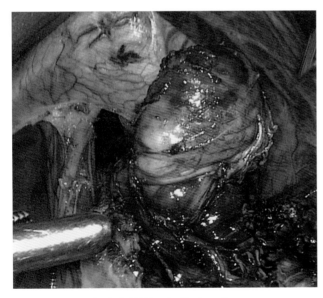

图 12.21　游离肿瘤的胃区部分（11）

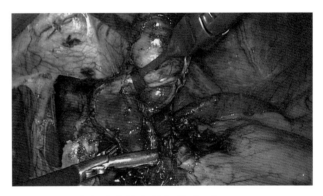

图 12.22　游离肿瘤的食管部分（1）

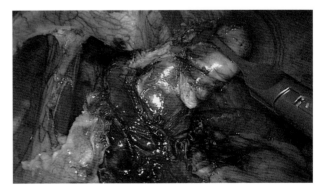

图 12.23　游离肿瘤的食管部分（2）

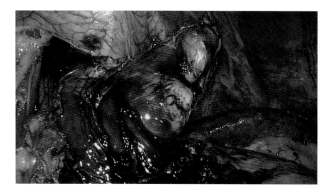

图 12.24 游离肿瘤的食管部分（3）

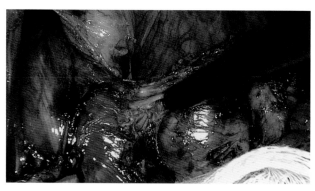

图 12.25 游离肿瘤的食管部分（4）

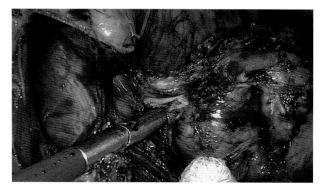

图 12.26 游离肿瘤的食管部分（5）

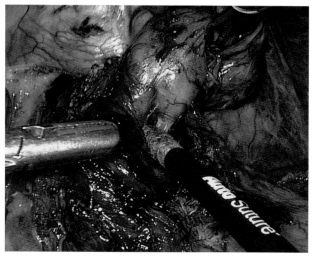

图 12.27 游离肿瘤的食管部分（6）

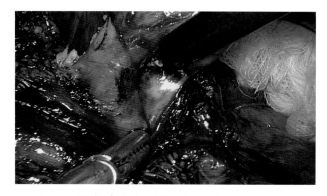

图 12.28 游离肿瘤的食管部分（7）

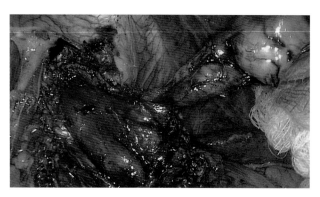

图 12.29 游离肿瘤的食管部分（8）

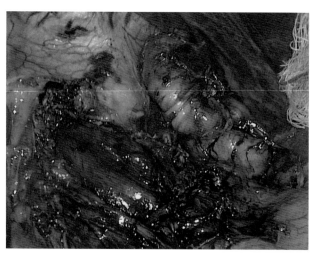

图 12.30 游离肿瘤的食管部分，黏膜下层被充分暴露

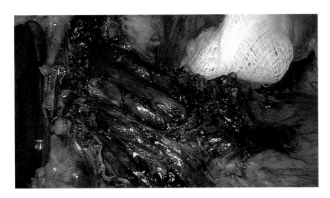

图 12.31　食管黏膜检查（1）

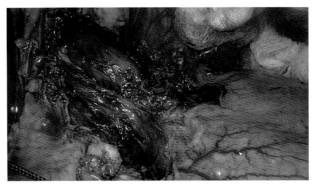

图 12.32　食管黏膜检查（2）

线在左侧，共 3 针。第 1 针（最上方）：呈三角形，包括胃底、食管壁的左侧和左侧膈肌的左隔肌脚（图 12.33）。第 2 和第 3 针：将食管和胃壁缝合在一起（图 12.34）。第 2 排缝线：右侧，通常使用 3 针，将右侧膈肌的右隔肌脚和胃底缝合在一起（图 12.35）。最后，在胃底和食管膈肌裂孔边缘之间缝 2~3 针（图 12.36）。通过 Dor 胃底折叠术，暴露的

黏膜得到了完全覆盖（图 12.37）。

12.3　术后患者情况

该患者在手术室拔管后被送往外科病房进行后续护理。术后第 1 天早餐时，给予流质食物进行营养补充。午餐和晚餐也都以流质饮食为主，该患者

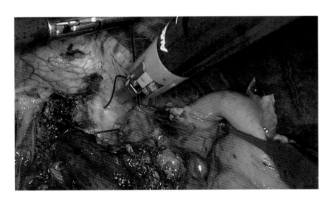

图 12.33　进行 180°食管前包绕胃底折叠术（Dor 胃底折叠术）。左侧缝合（1）

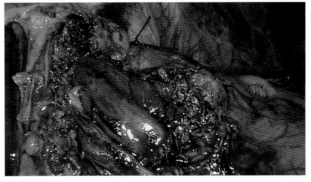

图 12.34　进行 180°食管前包绕胃底折叠术（Dor 胃底折叠术）。左侧缝合（2）

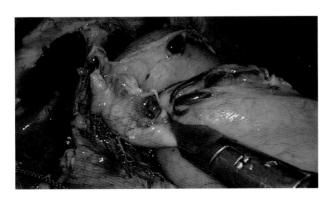

图 12.35　进行 180°食管前包绕胃底折叠术（Dor 胃底折叠术）。胃底折叠在暴露的食管黏膜上

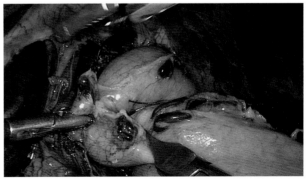

图 12.36　进行 180°食管前包绕胃底折叠术（Dor 胃底折叠术）。右侧缝合（1）

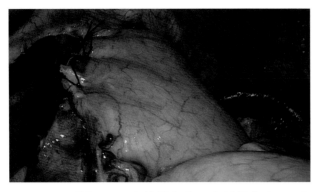

图 12.37　进行 180°食管前包绕胃底折叠术（Dor 胃底折叠术）。右侧缝合（2）

于术后第 2 天上午顺利出院。术后病理学检查提示为平滑肌瘤。术后 5 年来，患者一直保持良好的身体状况，没有出现肿瘤复发、烧灼感或吞咽困难等症状。

致谢　我们使用 Storz 公司提供的 SPIES 系统拍摄的图片，在此表示感谢。

（尚启新　刘宜鑫　译，杨玉赏　校）

推荐阅读

[1] Fei BY, Yang JM, Zhao ZS. Differential clinical and pathological characteristics of esophageal stromal tumors and leiomyomata. Dis Esophagus. 2014;27:30–5.

[2] Gullo R, Herbella FA, Patti MG. Laparoscopic excision of esophageal leiomyoma. Updates Surg. 2012;64:315–8.

[3] Huan Pham D, Dan Nguyen N, et al. Video assisted thoracoscopy or laparoscopy for enucleation of esophageal leiomyoma: a seven-year single center experience of 75 cases. J Visc Surg. 2021 Aug;23:S1878–86.

[4] Jiang W, Rice TW, Goldblum JR. Esophageal leiomyoma: experience from a single institution. Dis Esophagus. 2013;26:167–74.

[5] Li ZG, Chen HZ, Jin H, Yang LX, Xu ZY, Liu F, Yao F. Surgical treatment of esophageal leiomyoma located near or at the esophagogastric junction via a thoracoscopic approach. Dis Esophagus. 2009;22:185–9.

[6] Milito P, Asti E, Aiolfi A, et al. Clinical outcomes of minimally invasive enucleation of leiomyoma of the esophagus and esoph-agogastric junction. J Gastrointest Surg. 2020;24:499–504.

[7] Nguyen NT, Shapiro C, Massomi H, Laugenour K, Elliott C, Stamos MJ. Laparoscopic enucleation or wedge resection of benign gastric pathology: analysis of 44 consecutive cases. Am Surg. 2011;77:1390–4.

[8] Punpale A, Rangole A, Bhambhani N, Karimundakal G, Desai N, de Souza A, et al. Leiomyoma of esophagus. Ann Thorac Cardiovasc Surg. 2007;13:78–81.

[9] Samphire J, Nafleux P, Luketich J. Minimally invasive techniques for resection of benign esophageal tumors. Semin Thorac Cardio-vasc Surg. 2003;15:35–43.

[10] Shin S, Choi YS, Shim YM, Kim HK, Kim K, Kim J. Enucleation of esophageal submucosal tumors: a single institution's experience. Ann Thorac Surg. 2014;97:454–9.

[11] Vallbohmer D, Holscher AH. Laparoscopic excision of leiomyomas in the esophageal wall and gastric wall. Surg Technol Int. 2007;16:82–8.

[12] Zaninotto G, Portale G, Constantini M, Rizzetto C, Salvador R, Rampado S, et al. Minimally invasive enucleation of esophageal leiomyoma. Surg Endosc. 2006;20:1904–88.

13

应用于胃食管反流病与病理性肥胖的 Roux-en-Y 胃旁路术

Roux-en-Y Gastric Bypass for GERD and Morbid Obesity

Mario A. Masrur, Francisco Schlottmann, Fernando A. M. Herbella, and Marco G. Patti

【摘　要】

Roux-en-Y 胃旁路术被认为是病理性肥胖伴胃食管反流病（GERD）患者的理想手术。在本专题中，我们描述了使用机器人开展的微创 Roux-en-Y 胃旁路手术的具体步骤，并附上具有代表性的手术图像。

【关键词】

肥胖症 • 胃食管反流病 • Roux-en-Y 胃旁路术 • 机器人外科学

13.1 临床资料

患者是一位 46 岁中年女性，病理性肥胖，体重指数（BMI）为 42，既往病史包括高血压和胃食管反流病，每天都有反流和烧心的症状。该患者采用机器人 Roux-en-Y 胃旁路手术，因为该手术被认为是一个病态肥胖的 GERD 患者的理想手术。患者完成了减肥计划的要求，获得了减肥手术的保险批准。

13.2 手术

13.2.1 患者体位

患者仰卧在手术台上。在麻醉诱导前静脉注射 3 g 头孢唑啉与 5 000 U 的皮下肝素。一旦实现气管内全身麻醉，在双腿上放置连续压缩装置，手臂放在带垫的臂板上，并放置踏板，使双脚躺平。同时也插入一个口胃管来实现胃减压。在手术过程中不需要使用 Foley 导管。

13.2.2 气腹和戳卡位置

一旦完成腹部准备就以无菌铺巾覆盖，在左上象限用 Veress 针建立 15 mmHg 的气腹。然后我们通过可视技术将 5 mm 套管针放置在左侧。所

M. A. Masrur · F. Schlottmann (✉)
Department of Surgery, University of Illinois, Clinical Sciences North Chicago, 820 S Wood Street, Rm 611, Chicago, IL 60612, USA
e-mail: fschlottmann@hotmail.com

M. A. Masrur
e-mail: mmasrur@uic.edu

F. A. M. Herbella
Department of Surgery, Escola Paulista de Medicina, Rua Diogo de Faria, 1087 cj 301, São Paulo, SP 04037-003, Brazil
e-mail: herbella.dcir@epm.br

M. G. Patti
Department of Surgery, University of Virginia, Charlottesville, VA, USA

有其他戳卡均在可视化条件下插入（图 13.2）。Nathanson 牵开器也通过上腹部的一个 5 mm 切口置入。患者被放置在反屈氏位上，手术机器人与患者的头部对接。

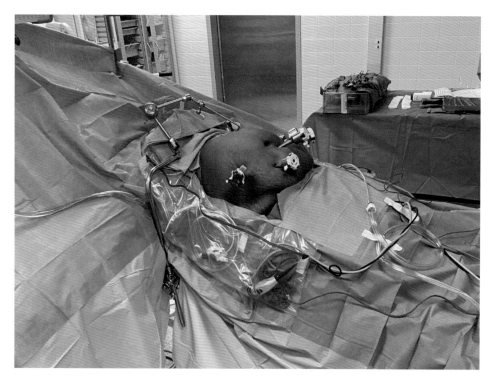

图 13.1　患者体位

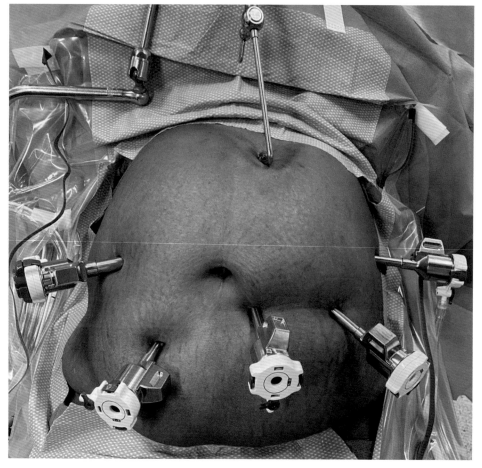

图 13.2　戳卡位置

13.2.3 手术技术

13.2.3.1 胃袋制作

首先，从后方解剖 His 角，直到显露左侧十字韧带。然后，在距离胃食管交界处约 5 cm 的胃小弯处使用血管钳开一个后窗。在完成胃后壁的解剖后，使用直线切割闭合器朝已经解剖的 His 角方向通过 1 次横向（垂直于胃大弯）和 2 次纵向（平行于胃大弯）切割缝合形成一个 50 mL 的胃袋（图 13.3~图 13.6）。

13.2.3.2 游离小肠

对于大网膜较厚的患者，我们倾向于使用血管钳将其离断，以避免向胃袋方向产生血管张力（图 13.7）。随后，将横结肠向头侧牵引，并明确 Treitz 韧带位置（图 13.8）。在距离 Treitz 韧带约 50 cm 处，使用切割闭合器荷载白钉进行空肠离断（图 13.9 和图 13.10）。常规使用 ICG 评估两侧肠管的灌注情况（图 13.11）。

13.2.3.3 空肠 – 空肠吻合

离断空肠后，我们在距空肠远端约 150 cm 处构建 Roux 肠袢。对胆胰肠袢和 Roux 肠袢进行类似处理，后用电钩分别行肠切口。然后，使用切割闭合器荷载白钉伸入两端空肠袢创建空肠 – 空肠侧侧吻合。使用 3-0 可吸收缝合线缝合肠切口（图 13.12~图 13.14）。肠系膜间隙用 2-0 不可吸收的聚酯缝合线缝合（图 13.15）。

13.2.3.4 胃 – 空肠吻合

将肠袢移至结肠和胃前，并用第 4 只机械臂将其固定。吻合分为 2 层。后方外层使用 3-0 可吸收缝合线进行连续缝合。然后用电钩进行胃和肠道切除，并用 3-0 可吸收缝合线进行连续缝合后方内层。吻合口的前侧也用两层相同的缝线缝合（图 13.16~图 13.20）。用 2-0 聚酯纤维缝线缝合 Peterson 间隙（图 13.21）。

13.2.3.5 术中内镜

完成胃空肠吻合术后，夹闭消化道肠袢，用生理盐水冲洗吻合口。进行术中内镜检查以排除任何出血，确认吻合口的通畅性，并评估胃袋充气时可能出现的渗漏（图 13.22）。

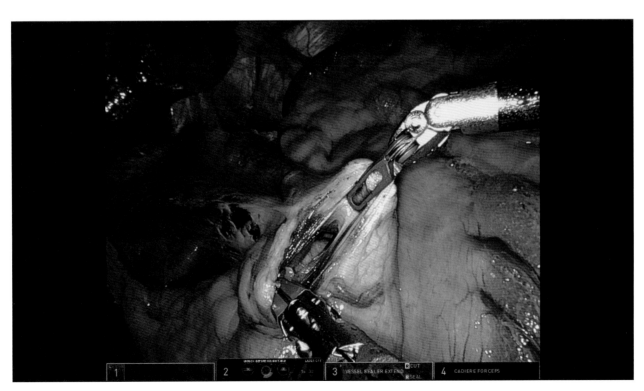

图 13.3　胃袋的制作：胃下侧的后窗

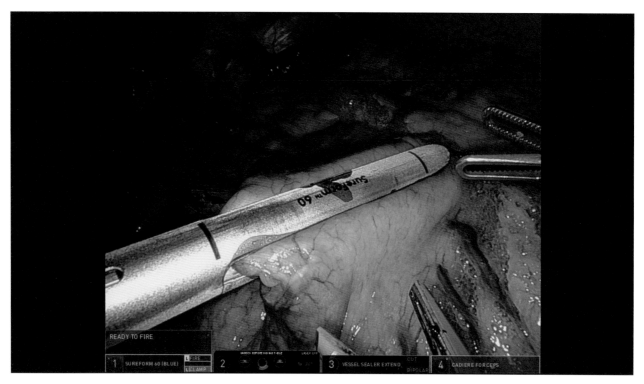

图 13.4 胃袋的制作：初始横向吻合器

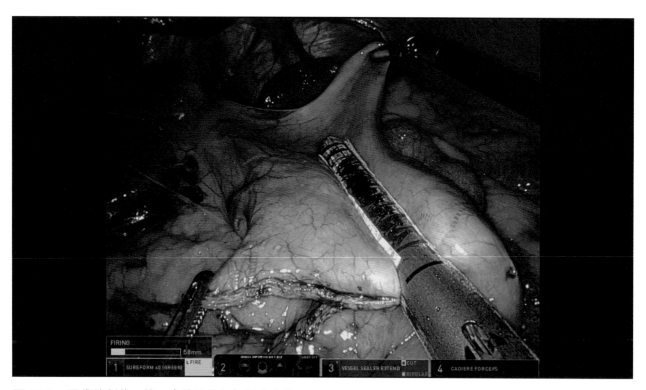

图 13.5 胃袋的制作：第一次使用纵向切割吻合器

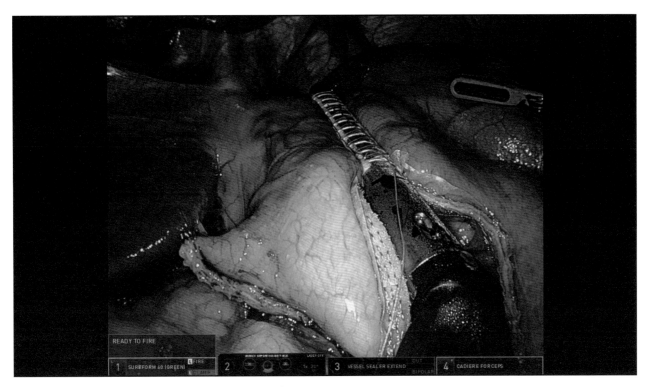

图 13.6　胃袋的制作：第二次使用纵向切割吻合器

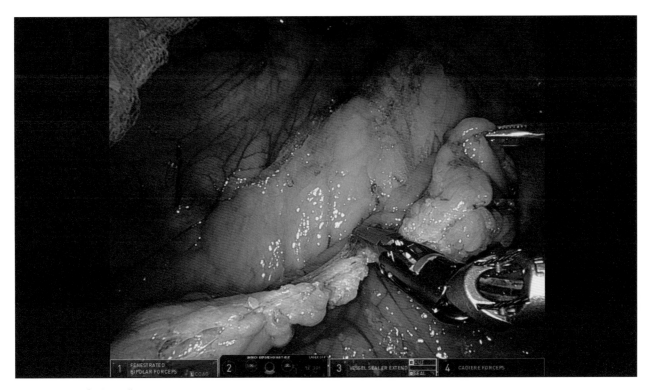

图 13.7　游离大网膜

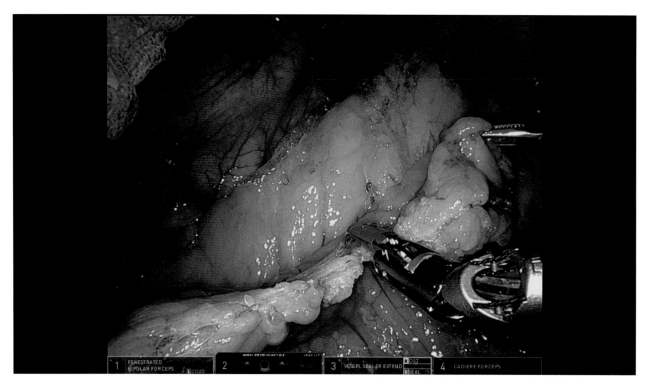

图 13.8 识别 Treitz 韧带

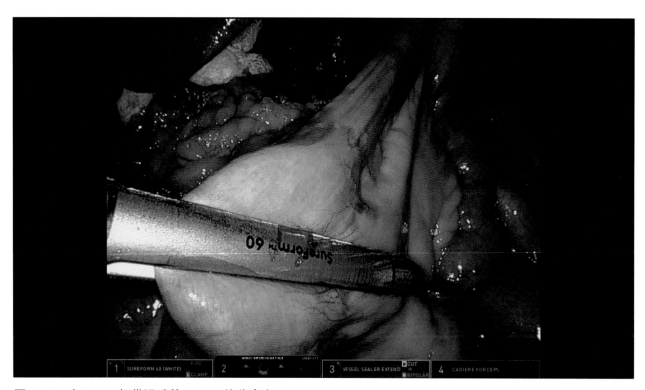

图 13.9 在 Treitz 韧带远端约 50 cm 处分离空肠

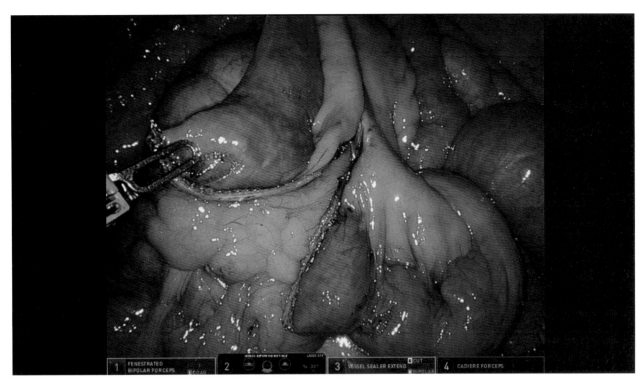

图 13.10 在距离 Treitz 韧带 50 cm 处离断空肠和肠系膜

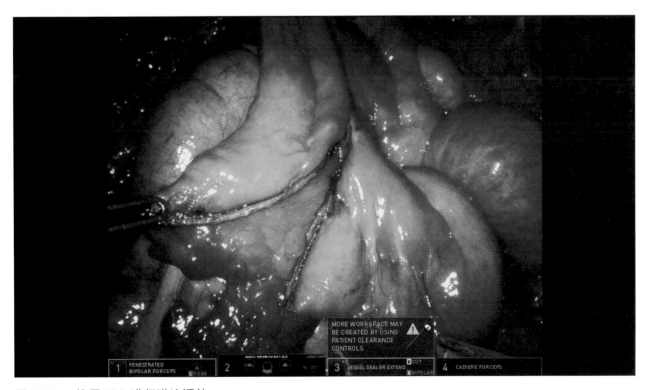

图 13.11 使用 ICG 进行灌注评估

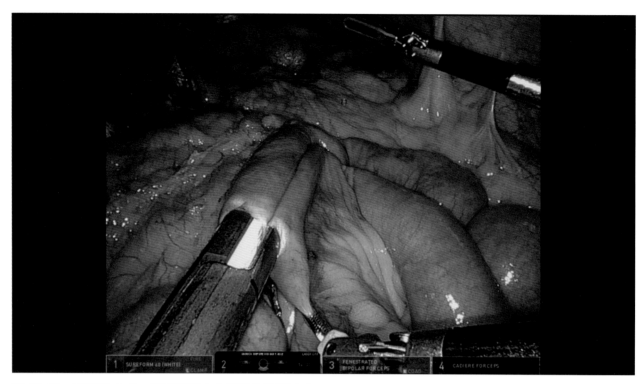

图 13.12　空肠吻合术：采用切割吻合器进行侧侧吻合

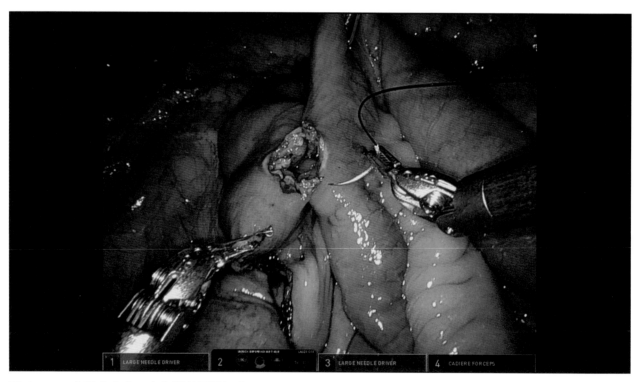

图 13.13　空肠吻合术：吻合端前层的闭合

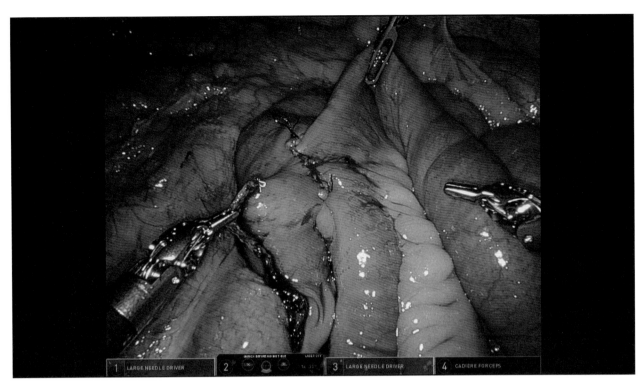

图 13.14 空肠吻合术：吻合完成后

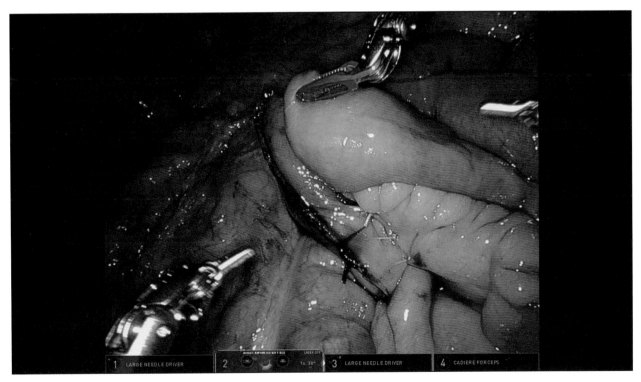

图 13.15 肠系膜间隙用 2-0 聚酯缝合线闭合

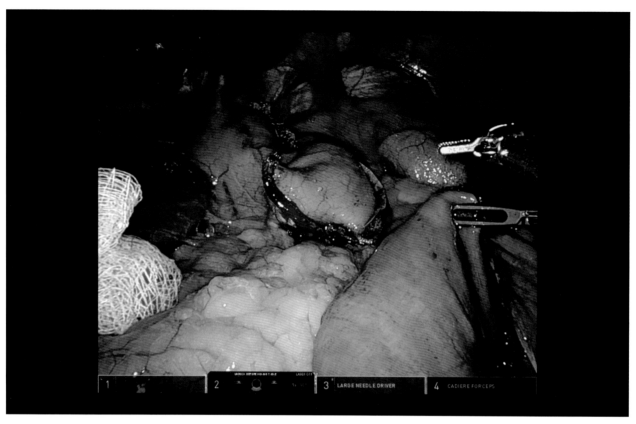

图 13.16　胃 – 空肠吻合术：食物支在结肠前方和胃前方，并保持第 4 臂的位置

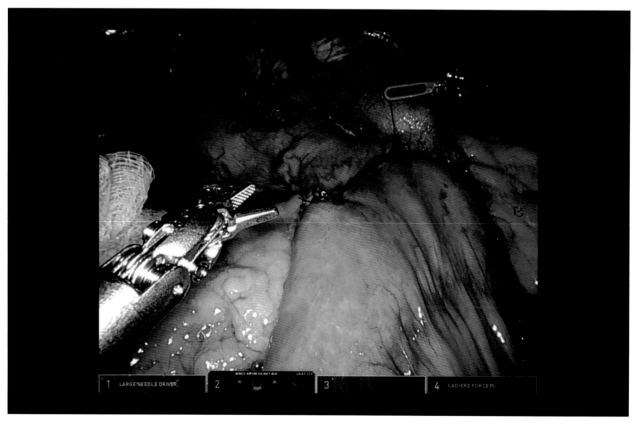

图 13.17　胃 – 空肠造口：后外层采用连续缝合

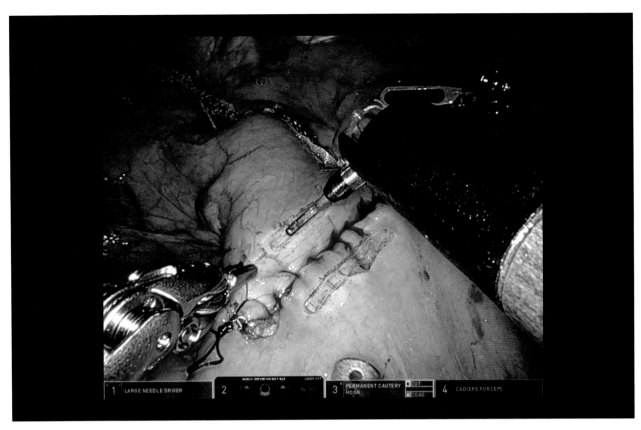

图 13.18　胃 – 空肠造口：采用电钩行胃造口术和肠切开术

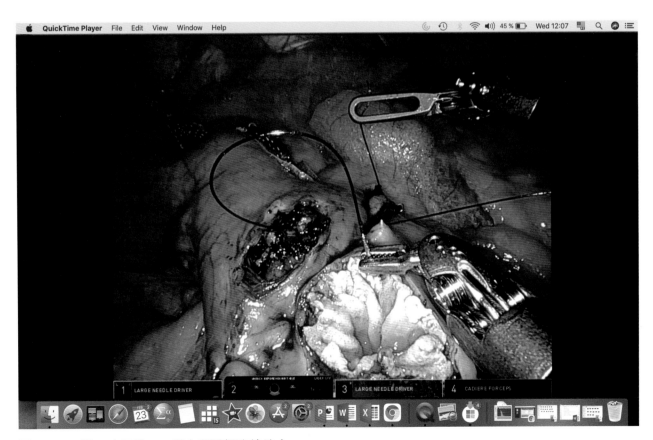

图 13.19　胃 – 空肠造口：后内层采用连续缝合

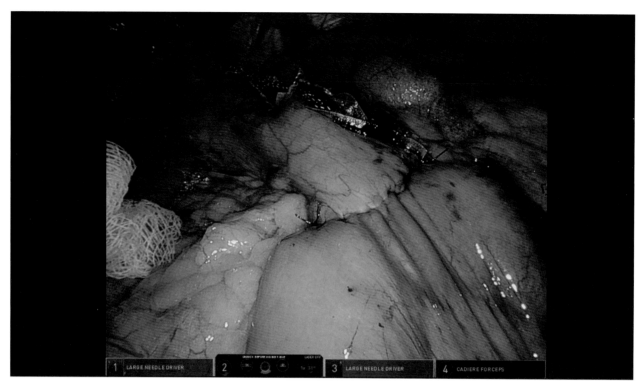

图 13.20 胃 – 空肠造口：吻合完成后

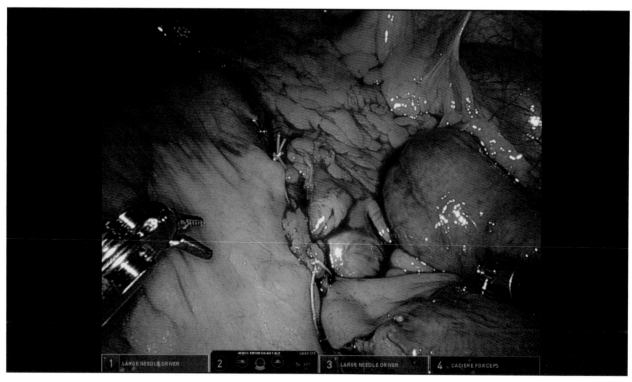

图 13.21 Peterson 间隙用 2-0 聚酯缝合线闭合

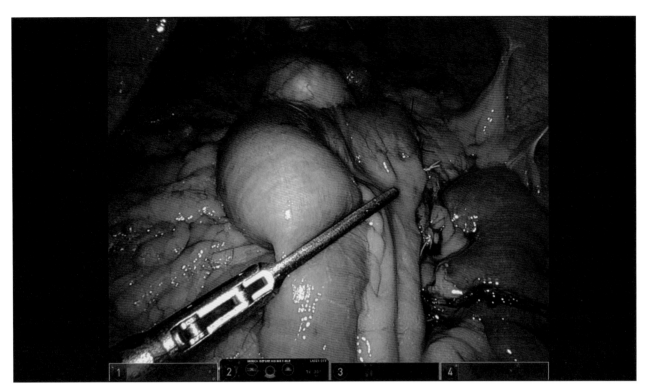

图 13.22　术中内镜检查

13.2.3.6 最后检查与戳卡移除

从腹部抽出所有液体，确认止血。移除肝脏牵引器，用 2-0 缝线缝合 12 mm 孔的筋膜。然后排空腹腔气体，在视野下拔出其他戳卡。用皮下缝线缝合戳卡取出后的部位。

13.3 术后护理

手术室拔管，转移至术后恢复区。皮下注射肝素用于预防血栓栓塞，静脉给予镇痛剂和止吐药。手术当日开始尝试饮水，患者在术后第 1 天出院，开始进行减重流质饮食。

（杨玉赏　刘宜鑫　译，袁勇　校）

———————————— • 推荐阅读 • ————————————

[1] El-Serag HB, Graham DY, Satia JA, et al. Obesity is an independent risk factor for GERD symptoms and erosive esophagitis. Am J Gastroenterol. 2005;100(6):1243–50.

[2] Jakobsen GS, Smastuen MC, Sandbu R, et al. Association of bariatric surgery vs medical obesity treatment with long-term medical complications and obesity-related comorbidities. JAMA. 2018;319:291–301.

[3]] Madalosso CA, Gurski RR, Callegari-Jacquess SM, Navarini D, Mazzini G, Pereira MS. The impact of gastric bypass on gastroesophageal reflux disease in morbidly obese patients. Ann Surg. 2016;263:110–6.

[4] Schlottmann F, Herbella FAM, Patti MG. Bariatric surgery and gastroesophageal reflux. J Laparoendosc Adv Surg Tech A. 2018;28(8):953–5.

14 | Ivor Lewis 食管切除术
Ivor Lewis Esophagectomy

Taha M. Qaraqe and Donald E. Low

【摘 要】

1944 年 8 月，威尔士外科医师 Ivor Lewis（1895—1982）阐述了一种两阶段食管切除术，包括先开腹，然后经右侧开胸，遂行胸内胃食管吻合术。由于这种方法主张同时行消化道重建而不是后期重建，且包含两个标准化切口，因此 Ivor Lewis 手术迅速流行起来，是目前全球范围内最常用的食管切除术式之一。外科技术的发展催生了杂交式、整体式、微创式和机器人式等手术方式。

【关键词】

Ivor Lewis 食管切除术 • 食管癌 • 胃食管反流病

1944 年 8 月，威尔士外科医师 Ivor Lewis（1895—1982）阐述了一种两阶段食管切除术，包括先开腹，然后右侧开胸，遂行胸内胃食管吻合术。此前的右开胸切除术需要分阶段的方式，第一步行肿瘤切除，第二步侧重于消化道重建。Ivor Lewis 博士在英国皇家外科学院亨特讲座上介绍了他的开创性手术方式，并于 1946 年在《英国外科杂志》上发表[1]。

Ivor Lewis 食管切除术的优点如下：

• 采用两个标准化切口，教学相对简单。

• 与经膈入路不同，所有解剖均在直视下进行。

• 可以实现广泛（完整）腹部和胸部淋巴结清扫术。

• 易于采用微创或机器人手术技术。

• 吻合位置灵活。

• 胸中段肿瘤解剖的直视化。

• 在切除和重建过程中最少化的心脏操作/牵开。

在选择食管切除的手术方法之前，必须进行完整的术前评估，包括准确的肿瘤分期、患者的合并症与既往史（特别要关注既往手术史），以及患者特定的生理评估。生理评估应包括采用欧洲临床营养和代谢学会（European Society for Clinical Nutrition and Metabolism，ESPEN）标准进行的营养评估。肺功能检查应常规进行，为单肺通气做准备。对于有冠状动脉疾病病史、充血性心力衰竭，或房性/室性心律失常患者，建议选择客观的心脏检查。

T. M. Qaraqe · D. E. Low (✉)
Department of Thoracic Surgery and Thoracic Oncology,
Virginia Mason Medical Center, 1100 9th Ave, Seattle, WA
98101, USA
e-mail: donald.low@virginiamason.org

T. M. Qaraqe
e-mail: taha.qaraqe@virginiamason.org

食管癌的治疗由肿瘤多学科委员会（multidisciplinary tumor board，MDT）进行最优审查。目前建议对分期为 T2~T4a N1~3 M0 的适当患者进行手术切除。对于大多数患有局限性疾病的患者，手术切除之前将进行新辅助化疗或放化疗。这段时间也可帮助患者戒烟、戒酒，因为戒断 4 周可以显著减少术后并发症。有远处转移或有不在手术切除范围内淋巴结转移的患者应行根治性化疗、放疗或者姑息治疗。

由于目前食管切除术有多种不同的手术方法，切除方法的选择应考虑患者差异和肿瘤的特征。没有一种食管切除术适合所有患者。Ivor Lewis 食管切除术在治疗中段和远端食管癌方面具有优势，因为它在解剖胃食管交界处和胸段食管时提供了最佳的视野，并且允许进行完整的胸腹二野淋巴结清扫。对于毗邻气管支气管树、主动脉或脊柱的中层段肿瘤，应考虑采用三切口方法。我们认为对于有严重心脏合并症的患者，Ivor Lewis 食管切除术应该是首选方法，因为右开胸最大限度地减少了术中涉及心脏及大血管的操作。Kuppusamy 等人发表的一份关于国际标准化 Esodata 数据集的研究表明，尽管微创手术明显增加，全球 60% 以上的食管切除术仍然采用 Ivor Lewis 手术。

14.1 案例描述

患者为 61 岁女性，伴有长期胃食管反流病史，前期已行食管裂孔疝修补和胆囊切除术。在症状缓解了几年后，她的烧心症状再次出现，已重新服用抑酸药物多年。

她有吸烟史，被诊断为 COPD。她的既往史也很值得注意，她在 22 岁得了深静脉血栓，35 岁时患了房颤，进而安置了心脏起搏器。最近因第二次心肌梗死接受了紧急冠状动脉搭桥手术后，她出现了进行性吞咽固体食物困难。

诊断性检查得出以下结果：
- 常规胸部 X 线检查：冠状动脉搭桥术的胸骨切开手术史以及既往心脏起搏器的置入史（图 14.1a）。
- 内镜检查：胃食管交界处有 3 cm 长的溃疡肿块（图 14.1b）。活检证实中分化浸润性腺癌

（HER2 阴性）。
- 超声内镜：肿瘤穿透管壁侵及外膜，但未侵犯邻近器官，食管旁淋巴结可疑转移（图 14.1b）（这些淋巴结未经细针活检评估，因为活检针将会先穿透肿瘤，可能导致肿瘤扩散）。因为溃疡肿块区域穿透管壁（cT3）和多个食管旁淋巴结肿大（cN1），因此她的内镜下分期为 cT3 N1。
- CT 扫描：食管远端增厚和胃食管交界处无转移性病变证据（图 14.2a）。PET-CT 扫描提示食管远端局部代谢增高，后纵隔和上腹部轻度增大，淋巴结未见明显异常。

该患者的病情在多学科胸部肿瘤委员会进行了介绍和讨论。对她的临床 T3 N0~1 MX 期肿瘤，治疗方案包括新辅助放化疗，然后手术。患者接受了卡铂和紫杉醇化疗，以及 5 040 cGy 的放疗。她对治疗耐受良好，并完成了整个治疗计划。CT 和内镜检查再分期显示出良好的治疗反应，肿瘤委员会评估后认为可以进行手术切除。

患者治疗时正在服用 β 受体阻滞剂，治疗期间未予停药。手术当天予以胸椎硬膜外麻醉，全麻诱导后进行双腔气管插管。安置尿管和并行动脉穿刺，不常规行中心静脉置管。双下肢穿弹力袜，并且下半身覆盖加热毯。

14.2 手术流程

自剑突至脐上 3~4 cm 行正中小切口（图 14.2b）。切开三角韧带以移动肝脏，使用固定牵开器将肝脏牵拉至患者右侧。理想状态下，固定牵拉系统将提供近端胃和胃食管交界处的无障碍视野。

图 14.3a 显示了一个完整游离的胃食管交界处，并由潘氏引流管包绕。经食管裂孔可游离食管、纵隔脂肪以及第 8 组淋巴结。游离的长度应超过 8~10 cm。任何膈肌脚或膈肌的粘连或侵犯都应完整切除。十二指肠切开后评估幽门狭窄程度（图 14.3b）。是否进行幽门手术仍有争议。除非在术前食管胃十二指肠镜检查（EGD）或术中发现幽门狭窄，否则不会进行幽门成形术。理想情况下，十二指肠应充分游离以使幽门可置于食管裂孔下

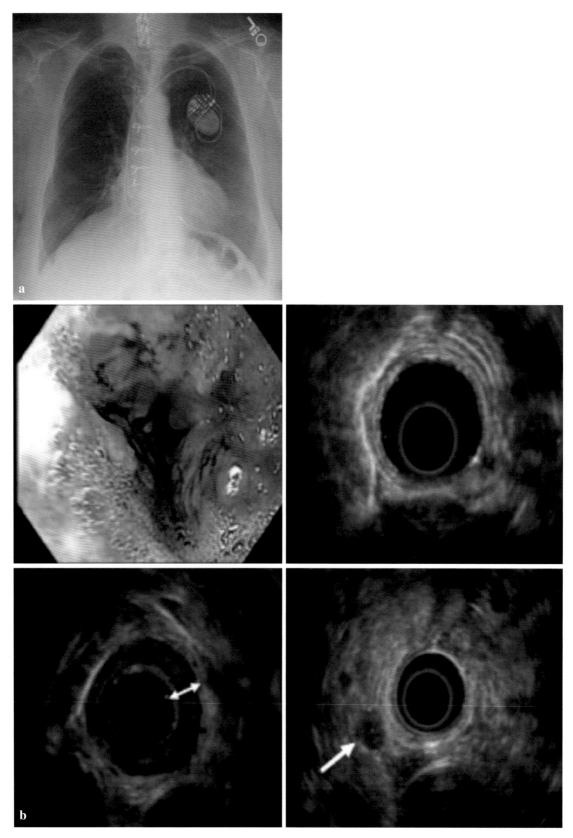

图 14.1　a. 传统 X 线检查提示冠状动脉搭桥术的胸骨切开手术史以及既往心脏起搏器的放置史。b. 内镜检查（左上）显示远端食管溃疡型肿块，超声内镜检查提示溃疡区域肿瘤穿透管壁侵及外膜（cT3）（双头箭）以及多个肿大的食管旁淋巴结（cN1）（箭头）

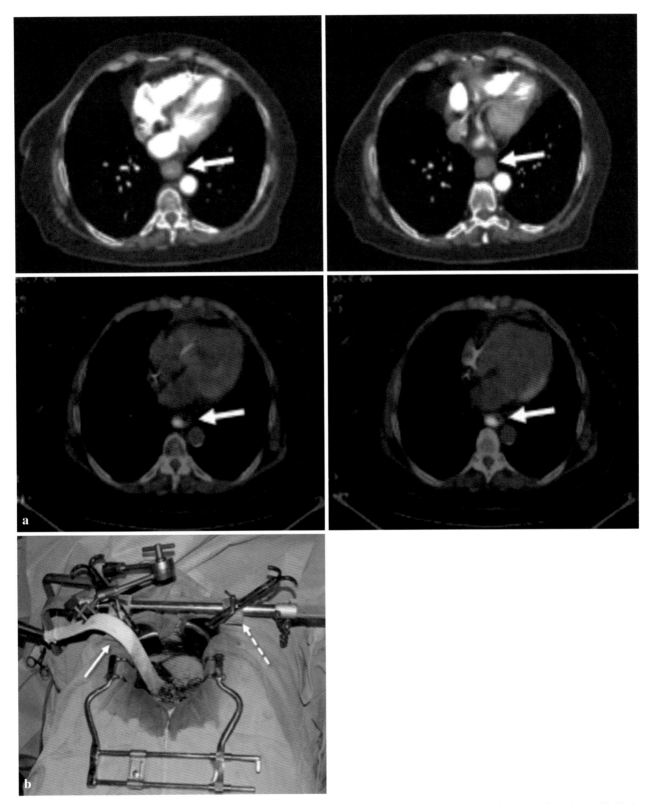

图 14.2　a. CT 检查（上部）提示远端食管肿瘤（箭头）；PET-CT 检查（下部）提示标准化摄取值增高（SUV14）（箭头）。b. 剑突至脐上 3~4 cm 的小切口。切开三角韧带以移动肝脏，使用固定牵开器（实箭头）将肝脏牵拉至患者右侧。理想状态下，使用固定牵开系统（虚箭头）抬起肋弓使膈肌垂直，进而提供近端胃和胃食管交界处（EGJ）的无障碍视野

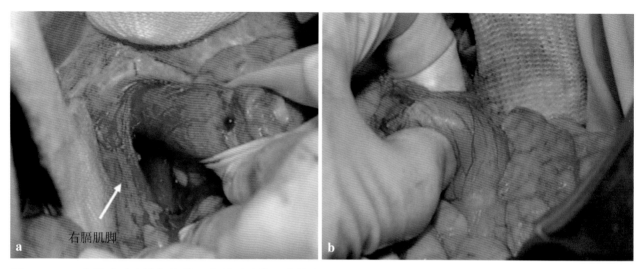

右膈肌脚

图 14.3　a. 由潘氏引流管包绕的已完整游离的胃食管交界处。b. 十二指肠切开术后幽门狭窄的评估

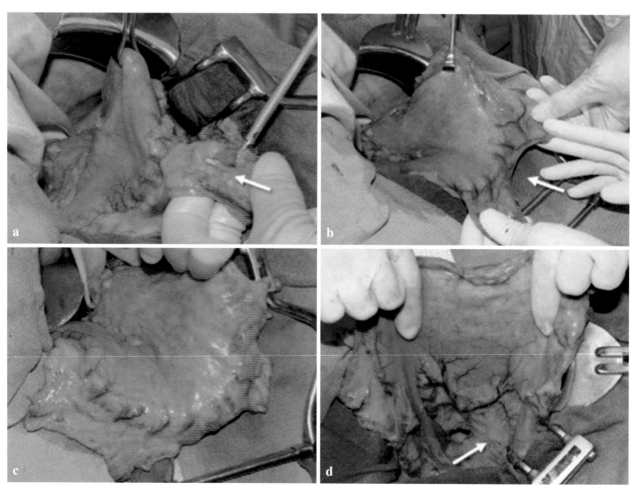

图 14.4　a. 游离胃大弯，确保保留胃网膜右血管弓。从胃网膜左、右血管弓交界处（箭头）离断大网膜。b. 胃网膜右血管弓被保留（箭头）。c. 胃大弯完全游离。d. 展示左侧胃蒂的后方视角（箭头）。淋巴结清扫包括腹腔上、胰上和胃旁淋巴结

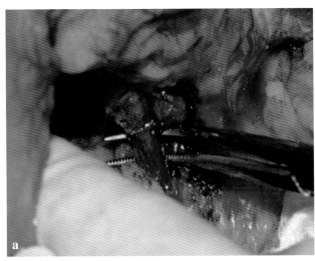 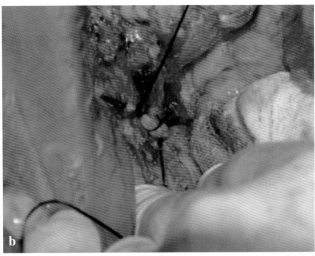

图 14.5　a. 彻底清扫胰上和腹腔上淋巴结。图片展示了游离的胃左静脉。b. 胃左动脉在腹腔干发出后立即结扎

3~4 cm。

图 14.4a 显示了胃大弯的游离，确保保留了胃网膜右动脉血管弓。从胃网膜左、右血管弓分界处离断大网膜，保留胃网膜右血管弓（图 14.4b）。理想状态下，当胃大弯完全游离后（图 14.4c），沿胃体上部和贲门的大网膜保留下来用以覆盖吻合口（图 14.16c）。图 14.4d 展示了游离胃左侧胃蒂的后方视角。常规淋巴结清扫包括腹腔上、胰上和胃旁淋巴结。图 14.5a 显示了胃左静脉的解剖，胃左动脉在腹腔干发出后立即结扎（图 14.5b）。

胃小弯被游离至胃食管交界处远端 7~10 cm 处（图 14.6a），该位置由术前内镜或超声内镜检查确定，以提供最少 5~7 cm 的远端切缘。通过线性吻合器依次切割制作管胃（图 14.6b~d），保持钉仓切缘沿胃大弯方向并与之平行十分重要。

胃切除的范围因人而异，这应是基于内镜或超声内镜的检查结果。如图 14.7a 所示，本例的切除范围距离胃食管交界处 10~12 cm。管胃的宽度目前仍有争议，我们旨在制作一个 3~4 cm 宽（图 14.7b）、保留胃网膜右血管弓和近端胃右血管弓的管胃。

为减少出血风险，我们建议使用 3-0 丝线间断包埋钉仓切缘（图 14.8a）。管胃顶端的叠瓦状缝线保留较长，并带有缝针（图 14.8b），这些缝线用以将管胃顶端与标本的胃部分相连（图 14.8c），进而在食管游离后将管胃拉入胸腔。

在 Treitz 韧带远端 60~80 cm 放置 14 Fr 空肠造瘘营养管（图 14.9a），营养管叠瓦状置于空肠对系膜缘 2 cm，并环形固定于腹膜表面。为避免扭转，还需将其近端和远端固定于腹膜 3~4 cm 以上。

手术的第二阶段从小切口的胸部切口开始，通常在第 4 或第 5 肋间（图 14.9b）。然后切开脏层胸膜，结扎奇静脉（图 14.10a），游离奇静脉远端食管（图 14.10b）。向远端游离食管，同时整块清扫所有食管旁淋巴结。隆突下淋巴结可以一并清扫，也可以单独清扫。

松解下肺韧带后继续向远端游离食管（图 14.11a），在游离中如果认为有肿瘤学意义的话，可以切除或结扎胸导管。在开始吻合前，将由游离食管和胃组成的标本连同管胃拉入胸腔（图 14.11b）。

食管游离至胸部入口（图 14.12a），中段肿瘤可以清扫第四组（气管旁）和第十组（气管支气管）淋巴结。

管胃被放置在胸顶被结扎的奇静脉上方的近端食管旁边（图 14.12b），并且保持无张力。在管胃和食管之间缝合，形成一个共同的壁（图 14.13a），建议在每侧缝合 2~3 针。用线性缝合器在结扎的奇静脉处或其上方横断近端食管（图 14.13b）。图 14.3c 显示了位于近端管胃旁边的横断食管，在吻合前切掉钉线（图 14.14a）。

通过术中病理检查提示近端切缘阴性后，紧邻食管断端行管胃造口（图 14.14a）。在吻合之前，

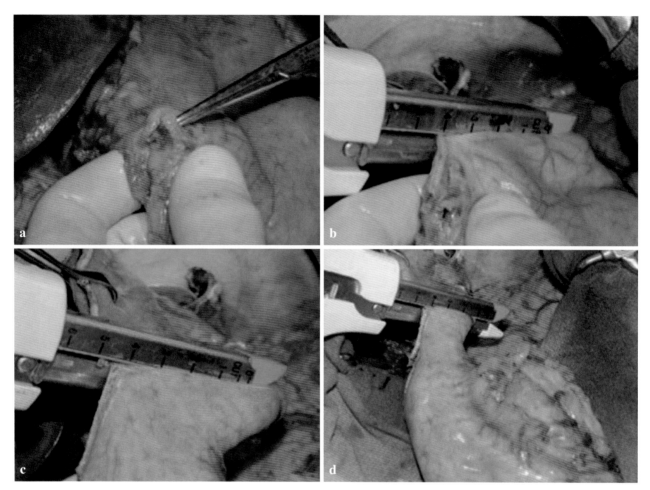

图 14.6　a. 胃小弯游离至胃食管交界处以远 7~10 cm，以提供至少 5~7 cm 的远端切缘。b~d. 通过线性吻合器依次切割制作管胃

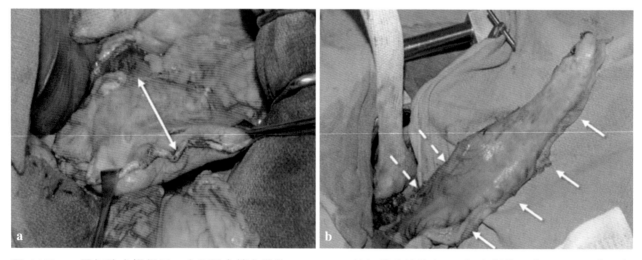

图 14.7　a. 胃切除术提供了一个距胃食管交界处 10~12 cm 的切缘（箭头）。b. 旨在制作一个 3~4 cm 宽、保留胃网膜右血管弓（箭头）和近端胃右血管弓的管胃（虚箭头）

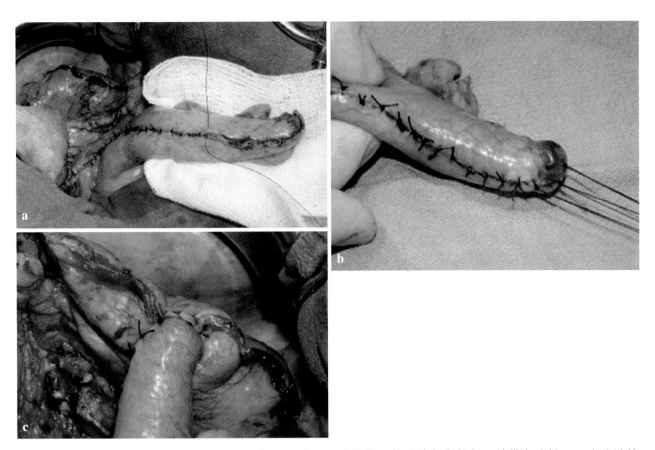

图 14.8　a. 使用 3-0 丝线间断包埋钉仓切缘。b. 管胃顶端的叠瓦状缝线保留较长，并带有缝针。c. 这些缝线用以将管胃顶端与胃部分相连

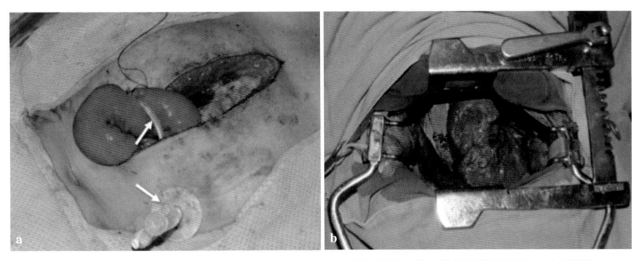

图 14.9　a. 在 Treitz 韧带远端 60~80 cm 放置 14 Fr 空肠造瘘营养管。营养管叠瓦状置于空肠对系膜缘 2 cm，并环形固定于腹膜表面。为避免扭转，还需将其近端和远端固定于腹膜 3~4 cm 以上。b. 手术的第二阶段从一个有限的胸部切口开始，切口通常在第 4 或第 5 肋间

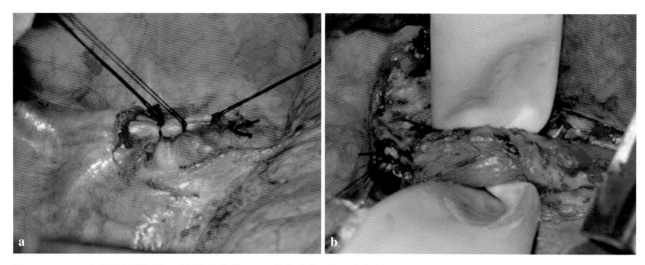

图 14.10　a. 切开脏层胸膜，结扎奇静脉。b. 游离奇静脉远端食管

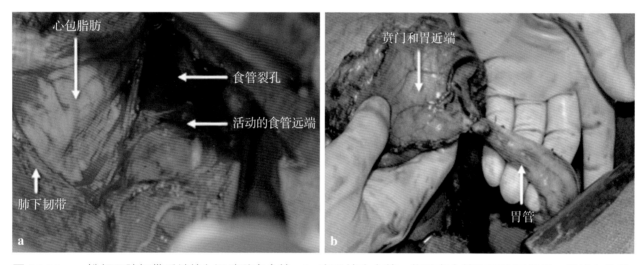

图 14.11　a. 松解下肺韧带后继续向远端游离食管。b. 在开始吻合前，将游离食管和胃连同管胃一并拉入胸腔

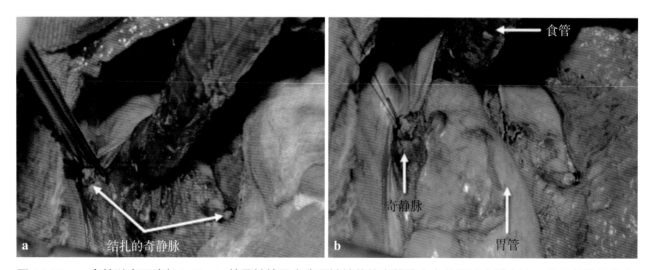

图 14.12　a. 食管游离至胸部入口。b. 管胃被放置在胸顶被结扎的奇静脉上方的近端食管旁边，并且保持无张力

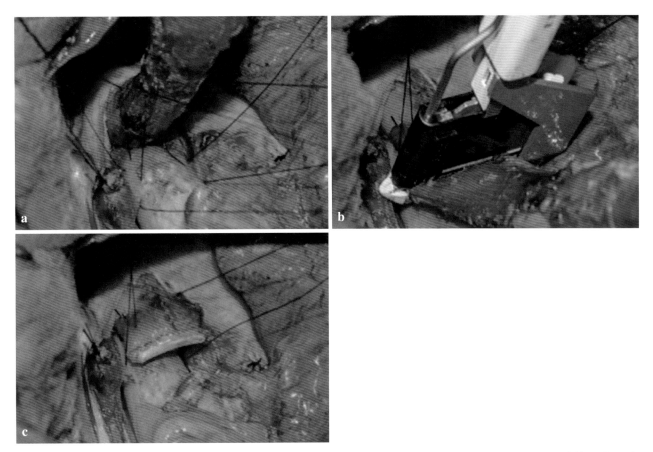

图 14.13　a. 在管胃和食管之间进行缝合，形成一个共同的壁（建议在每侧缝合 2~3 针）。b. 用线性缝合器在结扎的奇静脉处或其上方横断近端食管。c. 横断的食管位于管胃近端旁边，在吻合前切掉钉线

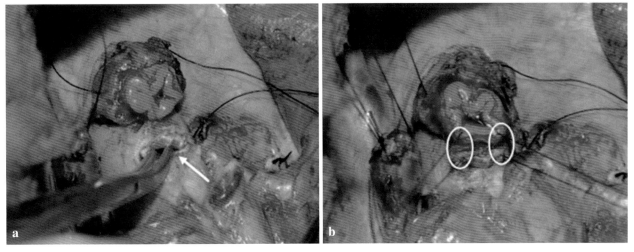

图 14.14　a. 通过术中病理检查证实近端切缘阴性。然后紧邻食管断端行管胃造口（箭头）。b. 在吻合之前，全层缝合食管和胃造口处的相邻游离管壁，以形成一个共同的游离壁（圆圈）

全层缝合食管和胃造口处的相邻游离管壁，以形成共同的壁（图 14.14b）。

　　吻合时，将 30 mm 线性吻合器一侧放置于食管腔，另一侧放置于管胃腔顶端（图 14.15a）。在食管和管胃的共同壁采用吻合器完成大部分吻合（图 14.15b）。鼻胃管向下进入管胃后，先用可吸收线全层缝合，第二层用 3-0 丝线进行褥式缝合后完成食管胃吻合（图 14.16a）。管胃应垂直置于胸部，且

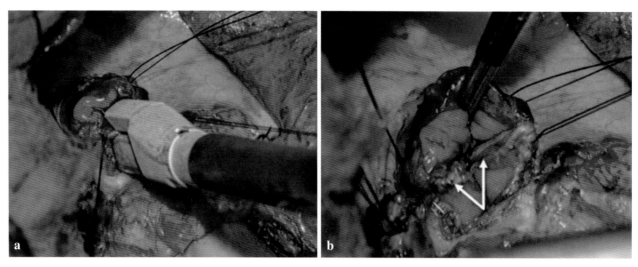

图 14.15　a. 将 30 mm 线性吻合器一侧放置于食管腔，另一侧放置于管胃腔顶端。b. 在食管和管胃的共同壁使用吻合器完成大部分吻合（箭头）

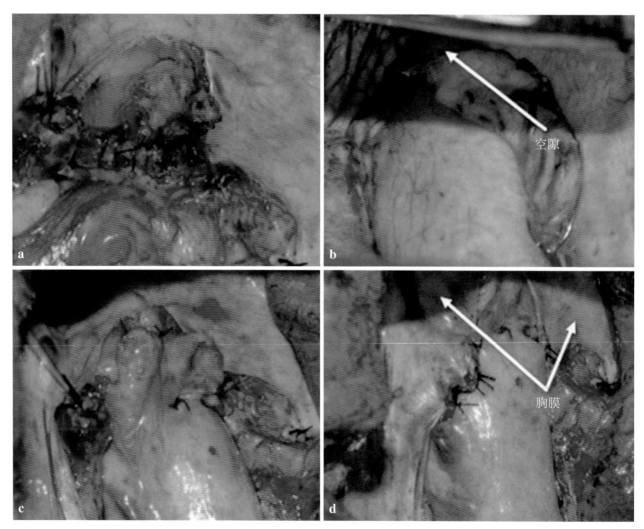

图 14.16　a. 先用可吸收线全层缝合，第 2 层用 3-0 丝线进行褥式缝合后完成食管胃吻合。b. 管胃应垂直置于胸部，且膈肌上方没有冗余。c、d. 吻合口最好用附近的网膜脂肪和胸膜覆盖

紧贴膈肌上方（图 14.16b）。

吻合口最好用附近的网膜脂肪和胸膜覆盖（图 14.16c、d）。

14.3 术后患者情况

术中失血量约为 150 mL，输入 3 L 晶体溶液，无须输血。患者在手术室拔管后送入监护病房。患者根据一个标准化的护理途径进行管理，以确定其每天康复的具体目标[2]。手术当天晚上，患者可以坐在椅子上，并进行血流动力学管理（如静脉输液、升压药及硬膜外麻醉调整），旨在将平均动脉压维持在 70 mmHg 以上[3]。术后第 1 天，患者被转移到普通病房，开始空肠造口管喂养，她的活动计划提升到在大厅中步行 3~4 次。术后第 3 天，她进行了上消化道造影检查，没有证据显示吻合口瘘和胃快速排空（图 14.17）。随后，她的鼻胃管被拔除。

患者在第 4 天停止硬膜外麻醉，并于同一天开始经口进食。患者在第 5 天能够独立活动，并且能够耐受完全空肠造口喂养。术后第 6 天，她出院回家。患者于术后 3 周、3 个月和 6 个月在诊所进行随访。

14.4 要点和难点

- 剖腹手术和开胸手术都是标准切口，因此易于教学。
- Ivor Lewis 可以在直视下进行食管游离和完整的胸腹二野淋巴结清扫。
- 胃所需的切除范围取决于术前或术中的发现，吻合口在胸腔的位置可因管胃的长度而异。然而应该注意的是，最好的方法是将吻合口置于奇静脉上方，并且管胃应笔直地穿过食管裂孔而且膈肌上方没有冗余。
- 将管胃沿胃小弯切割缝合以及切割缝合较少的胃大弯可获得较长的管胃。
- Ivor Lewis 手术适用于合并有明显的心脏病如充血性心力衰竭、缺血性心脏病或房性心律失常的患者，因为该术式相比其他术式更少出现心脏操作或术中低血压。
- 通过胸内吻合，声带损伤的风险低于颈部吻

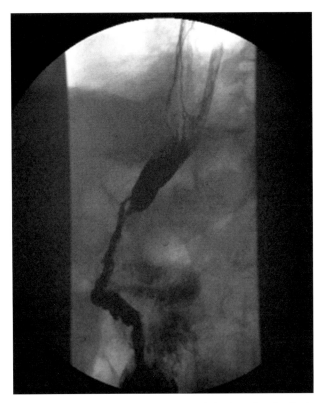

图 14.17 术后第 3 天行上消化道造影。除了评估吻合口，更要评估胃排空情况。本图显示了一个未行幽门成形术患者的快速胃排空

合；然而，胸内吻合口瘘的死亡率历来高于颈部吻合。

- 管胃中间和近端留有额外的大网膜可以用来覆盖胸内吻合口，这样做可能会降低吻合口瘘的发生率和严重程度。
- 对于管腔直径较小的食管，食管胃的线性吻合是一个不错的选择，因为这可以减少吻合口狭窄的形成。
- 外科医师应重点确保管胃定向良好且在胸腔处于垂直状态，而没有膈上冗余。无论是否进行幽门引流手术，该位置都能很好地保证胃排空。
- 将胸后部引流管放置在靠近（但不邻近）吻合口的肋椎沟中将提供良好的引流并监测吻合口的情况。
- 对于接受开放式 Ivor Lewis 食管切除术的患者，应放置胸段硬膜外或椎旁导管以控制疼痛。这也将有利于早期活动，从而有可能减少开胸手术更常见的肺部并发症。

- 食管切除术临床护理和干预的标准化与并发症和 LOS 的减少有关。这些最好根据标准化血流动力学方案（Klevebro 2019）和食管切除术 ERAS 指南[4]来完成。

致谢　衷心感谢 Henner M. Schmidt，MD 在第 1 版所做的贡献。

（林浩楠　刘宜鑫　译，杨玉赏　校）

· 推荐阅读 ·

[1] Lewis I. The surgical treatment of carcinoma of the oesophagus with special reference to a new operation for growths of the middle third. Br J Surg. 1946;34:18–31.

[2] Markar SR, Schmidt H, Kunz S, Bodnar A, Hubka M, Low DE. Evolution of standardized clinical pathways:refining multidisciplinary care and process to improve outcomes of the surgical treatment of esophageal cancer. J Gastrointest Surg. 2014;18:1238–46.

[3] Klevebro F, Boshier PR, Low DE. Application of standardized hemodynamic protocols within enhanced recovery after surgery programs to improve outcomes associated with anastomotic leak and conduit necrosis in patients undergoing esophagectomy. J Thorac Dis. 2019;11(Suppl5):S692–701.

[4] Low DE, Allum W, De Manzoni G, et al. Guidelines for perioperative care in esophagectomy: enhanced recovery after surgery (ERAS®) society recommendations. World J Surg. 2019;43:299–330.

[5] Bhayani NH, Gupta A, Dunst CM, Kurian AA, Reavis KM, Swanstrom LL. Esophagectomies with thoracic incisions carry increased pulmonary morbidity. JAMA Surg. 2013;148:733–8.

[6] Davies AR, Sandhu H, Pillai A, Sinha P, Mattsson F, Forshaw MJ, et al. Surgical resection strategy and the influence of radicality on outcomes in oesophageal cancer. Br J Surg. 2014;101:511–7.

[7] Hulscher JB, van Lanschot JJ. Individualised surgical treatment of patients with an adenocarcinoma of the distal oesophagus or gastro-oesophageal junction. Dig Surg. 2005;22:130–4.

[8] King RM, Pairolero PC, Trastek VF, Payne WS, Bernatz PE. Ivor Lewis esophagogastrectomy for carcinoma of the esophagus: early and late functional results. Ann Thorac Surg. 1987;44:119–22.

[9] Kutup A, Nentwich MF, Bollschweiler E, Bogoevski D, Izbicki JR, Hölscher AH. What should be the gold standard for the surgical component in the treatment of locally advanced esophageal cancer: transthoracic versus transhiatal esophagectomy. Ann Surg. 2014;260:1016–22.

[10] Low DE. Evolution in surgical management of esophageal cancer. Dig Dis. 2013;31:21–9.

[11] Low DE, Bodnar A. Update on clinical impact, documentation, and management of complications associated with esophagectomy. Thorac Surg Clin. 2013;23:535–50.

[12] Luketich JD, Pennathur A, Awais O, Levy RM, Keeley S, Shende M, et al. Outcomes after minimally invasive esophagectomy: review of over 1000 patients. Ann Surg. 2012;256:95–103.

[13] Luketich JD, Schauer PR, Christie NA, Weigel TL, Raja S, Fernando HC, et al. Minimally invasive esophagectomy. Ann Thorac Surg. 2000;70:906–11.

[14] Kuppusamy MK, Low DE;International Esodata Study Group (IESG). Evaluation of international contemporary operative outcomes and management trends associated with esophagectomy: a 4-year study of >6000 patients using ECCG definitions and the online esodata database. Ann Surg. 2020.

[15] Taplin SH, Weaver S, Salas E, et al. Reviewing cancer care team effectiveness. J Oncol Pract. 2015;11:239–46.

[16] Varghese TK Jr, Wood DE, Farjah F, Oelschlager BK, Symons RG, MacLeod KE, et al. Variation in esophagectomy outcomes in hospitals meeting Leapfrog volume outcome standards. Ann Thorac Surg. 2011;91:1003–9.

[17] Wang WP, Gao Q, Wang KN, Shi H, Chen LQ. A prospective randomized controlled trial of semi-mechanical versus hand-sewn or circular stapled esophagogastrostomy for prevention of anastomotic stricture. World J Surg. 2013;37:1043–50.

[18] Weimann A, Braga M, Carli F, et al. ESPEN guideline:clinical nutrition in surgery. Clin Nutr. 2017;36:623–50.

[19] Yeung JH, Gates S, Naidu BV, Wilson MJ, Gao Smith F. Paravertebral block versus thoracic epidural for patients undergoing thoracotomy. Cochrane Database Syst Rev. 2016;2:CD009121.

15 杂交式经胸食管癌切除术
Hybrid Transthoracic Esophagectomy

Marco G. Patti, Francisco Schlottmann, Fernando A. M. Herbella, and Bernardo Borraez

【摘　要】

　　该患者为 68 岁老年男性，伴有较长的烧心和反酸的既往史。他起初接受了 H2 受体阻滞剂以及质子泵抑制剂治疗，症状得到了部分缓解。但最终，病情发展为食管腺癌并且无法在内镜下完整切除，于是患者接受了杂交式食管癌切除术。

【关键词】

　　杂交式经胸食管癌切除术 • 胃上提 • 食管切除 • 食管胃吻合

15.1 临床资料

　　该患者为 68 岁老年男性，伴有较长的烧心和反酸的既往史。他起初接受了 H2 受体阻滞剂和质子泵抑制剂经验性治疗。10 年后，该患者感觉到症状加重并接受了一系列检查，具体如下：

- 钡餐食管造影：巨大食管裂孔滑疝。
- 内镜：一段 4 cm 长的 Barrett 食管，伴有组织化生而无不典型增生。
- 测压法：无动力食管。
- pH 监测：仰卧位和直立位反流严重。

　　建议患者进行腹腔镜胃底折叠术并每年内镜随访，但患者不愿意接受手术并决定继续使用质子泵抑制剂。患者有 10 年没有至胃肠科医师处进行随访，之后内镜检查显示 Barrett 食管有一段 8 cm 的化生、低分化和高分化不典型增生。5 mm 结节的活检呈腺癌阳性。超声内镜无法区分 T1a 和 T1b 癌症分期，未发现病理性淋巴结。胸部和腹部 CT 扫描正常。患者接受了内镜下黏膜切除术，手术顺利，但病理结果显示癌症累及深部切缘。因此决定进一步行食管切除术。

M. G. Patti (✉)
Department of Surgery, University of Virginia,
Charlottesville, VA, USA
e-mail: marco.patti@gmail.com

F. Schlottmann
Department of Surgery, University of Illinois at Chicago,
Clinical Sciences North, 820 S Wood Street, Rm 611,
Chicago, IL 60612, USA

F. A. M. Herbella
Department of Surgery, Escola Paulista de Medicina, Rua

Diogo de Faria 1087 cj 301, São Paulo, SP 04037-003, Brazil
e-mail: herbella.dcir@epm.br

B. Borraez
Department of Clinical Sciences, Universidad Tecnológica
de Pereira, Pereira, Colombia
e-mail: b.borraez@utp.edu.co

15.2 手术：杂交式经胸食管癌切除术

这种术式包含了腹腔镜下胃准备和幽门成形，以及开胸胃上提、食管切除和食管胃吻合。

在手术开始前，进行硬膜外麻醉置管、双腔管气管插管和动脉置管。

15.2.1 腹部操作

图 15.1 显示了腹腔镜部分手术时手术团队在手术台上的位置。放置 6 个戳卡，用于游离和胃上提准备（图 15.2）。在这部分手术中，通过 1 号戳卡插入腔镜（1 号戳卡位于剑突远端约 20 cm 处）。对于幽门成形术，腔镜被切换到 3 号戳卡，1 号和 5 号 b 戳卡用于缝合。

离断肝胃韧带，从肝尾状叶上方开始游离，此处韧带较薄（图 15.3 和图 15.4）。源自胃左动脉的肝左副动脉上夹子后从中间离断（图 15.5 和图 15.6）。

沿近端继续分离，将右膈肌脚与食管分离（图 15.7 和图 15.8）。用电钩切开食管隔膜（图 15.9）。对后纵隔（双侧、前方和后方）进行游离至膈肌上方 5 cm（图 15.9）。这一步很重要，因为它可以将

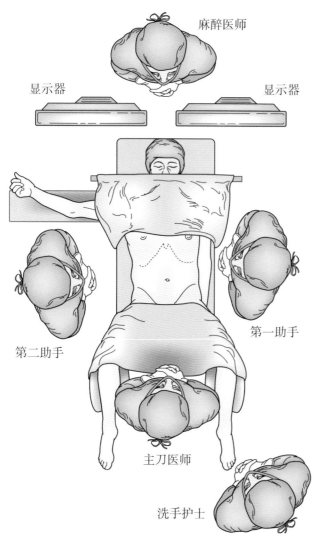

图 15.1　手术团队在手术台周围的位置示意图

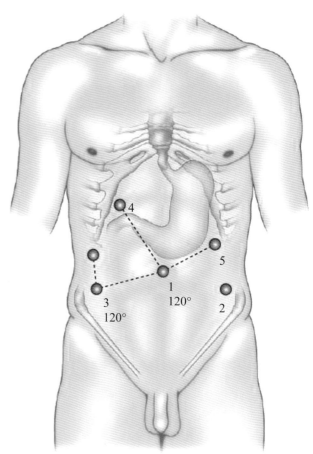

图 15.2　戳卡布局

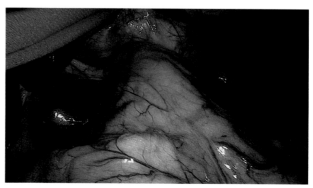

图 15.3　肝胃韧带

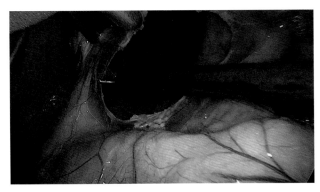

图 15.4　离断肝胃韧带，从肝尾状叶上方开始游离，此处韧带较薄

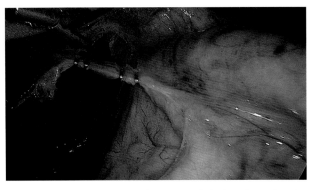

图 15.5　对源自胃左动脉的肝左副动脉上安置夹子以便离断

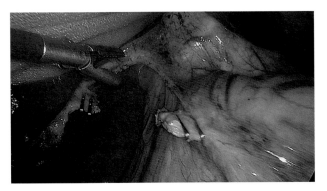

图 15.6　从夹子中间离断肝左副动脉

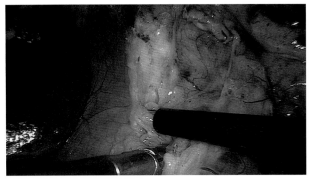

图 15.7　继续沿近端切开；右侧膈肌脚与食管分离

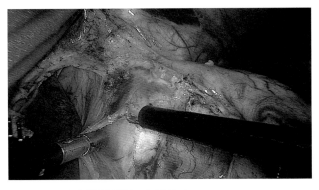

图 15.8　右侧膈肌脚与食管分离

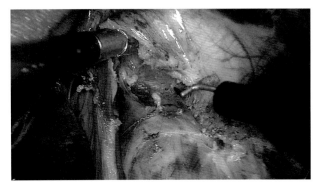

图 15.9　对后纵隔（双侧、前方和后方）进行游离至膈肌上方 5 cm

食管与主动脉分开。有时很难找到这两个结构之间的平面，可能是因为放疗改变，也可能是因为肿瘤壁外侵犯。在这种情况下，开胸手术进行分离更为安全。清扫下纵隔淋巴结。

　　找到胃网膜右动脉（图 15.10），使用双极器械打开脾胃韧带（图 15.11）。将所有胃短血管离断，直至分离至左膈肌脚（图 15.12）。在左膈肌脚、食管和胃之间形成一个窗口（图 15.13 和图 15.14）。彭式引流管环绕穿过食管。

　　分离冠状静脉和胃左动脉。沿血管清扫至根部，以便尽可能多地清扫胃左淋巴结（图 15.15~ 图 15.18）。将一个带有 45 mm 血管钉仓的 Endo GIA™ 切割吻合器（Covidien，Minneapolis，MN）通过 2 号孔插入，用于血管的离断（图 15.19~ 图 15.21）。食管和胃后部的粘连用剪刀或电钩烧灼去除。

　　使用双极器械和电钩烧灼切开胃结肠韧带（图 15.22~ 图 15.25）。一旦完成此操作步骤，胃的血供就只剩胃右动脉和右胃网膜动脉供应。

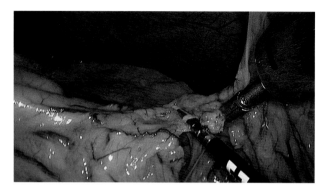

图 15.10　识别胃网膜右动脉

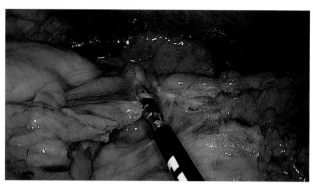

图 15.11　使用双极器械打开脾胃韧带

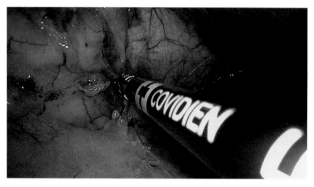

图 15.12　将所有胃短血管离断，直至分离至左膈肌脚

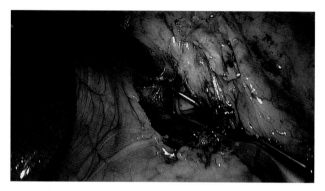

图 15.13　在左膈肌脚、食管和胃之间开一个窗口（1）

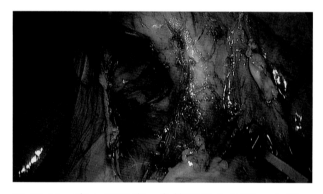

图 15.14　在左膈肌脚、食管和胃之间开一个窗口
（2）

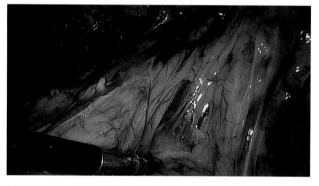

图 15.15　分离冠状静脉和胃左动脉，沿途清扫至血
管根部（1）

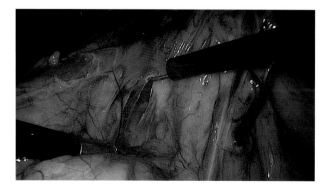

图 15.16　分离冠状静脉和胃左动脉，沿途清扫至血
管根部（2）

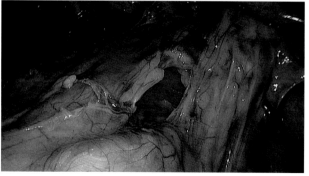

图 15.17　分离冠状静脉和胃左动脉，沿途清扫至血
管根部（3）

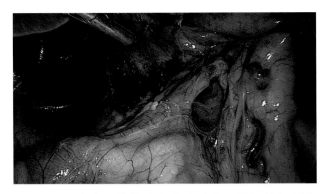

图 15.18　分离冠状静脉和胃左动脉，沿途清扫至血管根部（4）

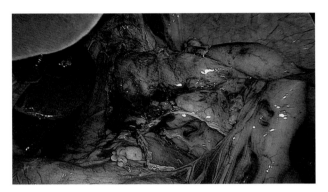

图 15.20　切割缝合后的血管（1）

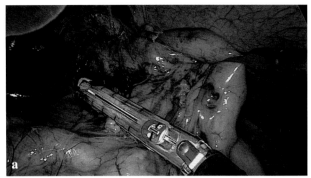

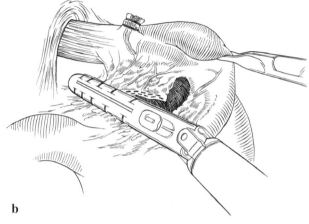

图 15.19　a、b 带有 45 mm 血管钉仓的 Endo GIA™ 切割吻合器（Covidien，Minneapolis，MN）用于血管离断

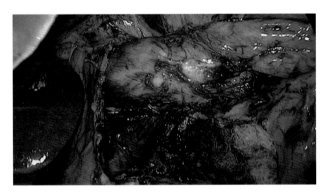

图 15.21　切割缝合后的血管（2）

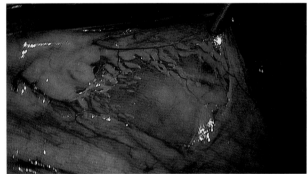

图 15.22　打开胃结肠韧带（1）

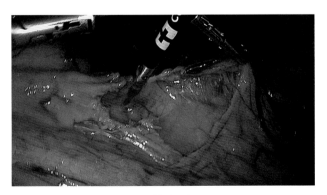

图 15.23　打开胃结肠韧带（2）

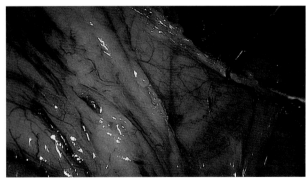

图 15.24　打开胃结肠韧带（3）

幽门成形术开始时，纵向切开幽门（图 15.26 和图 15.27）。将卷起的可吸收海绵从开口插入（图 15.28 和图 15.29）以便前壁与后壁分开。然后用 2-0 丝线横向间断缝合切口（图 15.30 和图 15.31）。

在这个步骤中，内镜被切换到 3 号戳卡上，以便为缝合创造一个 120° 的角度。此时外科医师站在手术台的右侧，通过 1 号和 5 号 b 戳卡进行缝合。

在对腹腔（特别是胃）进行最后检查后，取出戳卡，缝合戳卡切口，注射局部麻醉药，并使用无菌敷料覆盖。

15.2.2 胸部操作

腹部操作完成后，患者采用左侧卧位。沿第 5 肋间隙通过后外侧开胸进入右胸。

游离下肺韧带，以允许右肺完全回缩。打开奇静脉上、下的胸膜，使用带血管钉仓的 Endo GIA™ 切割缝合器对静脉进行离断。然后将食管从奇静脉上方约 3 cm 处一直剥离到膈，与腹腔镜会师。在

纵隔淋巴结清扫中，通常切除 10~15 个淋巴结。然后将胃上提，用 Endo GIA™ 切割缝合器在 His 角处对胃上部进行切割缝合，朝向胃左动脉第 2 和第 3 支之间胃小弯侧开的窗。图 15.32 显示了横断食管前将胃置于食管后面。

下一步是横断食管。为避免黏膜与肌层分离，在横断前用 Satinsky 钳夹住食管（图 15.33）。然后在奇静脉上方约 3 cm 处电灼切开食管（图 15.34）。

将食管置于胃前壁上方（图 15.35），并使用 3-0 丝线全层固定缝合，使食管与胃在一条直线上。使用 3-0 缝线固定在食管的外侧和前方，以避免吻合器插入时黏膜滑动（图 15.36）。然后在食管横断线远端的胃前壁进行胃切开术。胃切开术的上边缘与食管后壁缝合（图 15.37）。然后插入带有 45 mm 血管钉仓的 Endo GIA™ 切割缝合器，其中一只臂在胃内，另一只臂在食管内（图 15.38）。通过切割吻合，在食管后壁和胃前壁之间形成一个 4 cm 的吻合。然后检查切割缝合钉线是否出血（图 15.39）。将鼻胃

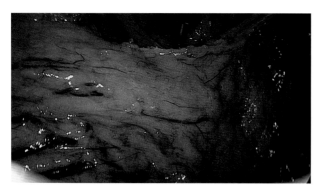

图 15.25　打开胃结肠韧带（4）

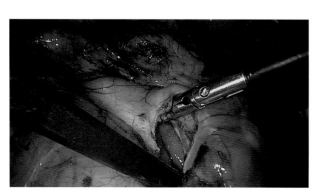

图 15.27　纵向切开幽门

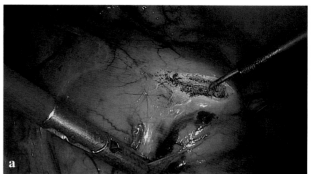

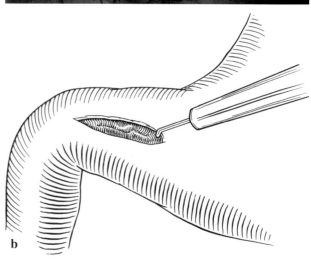

图 15.26　a、b. 纵向切开幽门

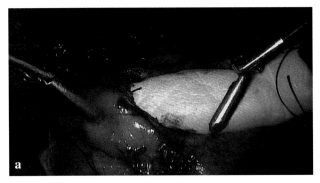

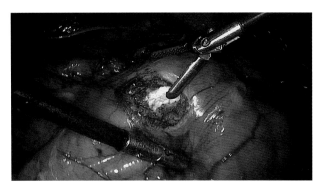

图 15.29 放入的海绵

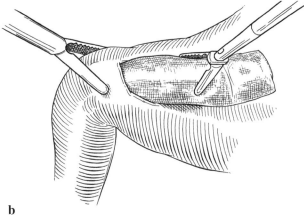

图 15.28 a、b. 将可吸收海绵卷从开口插入以便前壁与后壁分开

管经食管置入胃。吻合口的前部内层用 3-0 可吸收编织缝线缝合，然后外层用 3-0 丝线间断缝合（图 15.40 和图 15.41）。最后，在右侧胸腔内放置两根胸管（一根直管、一根弯管），分层关胸。

15.3 术后患者情况

患者在手术室拔管，并在重症监护室度过术后

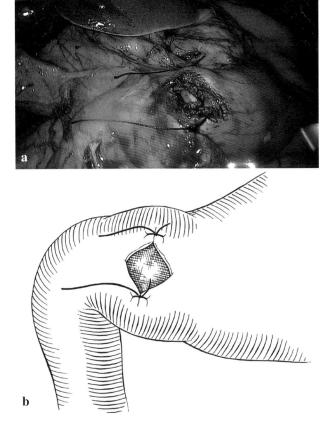

图 15.30 a、b. 从两端开始缝合切口

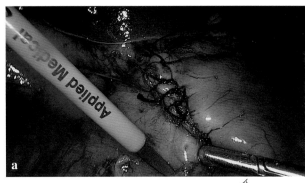

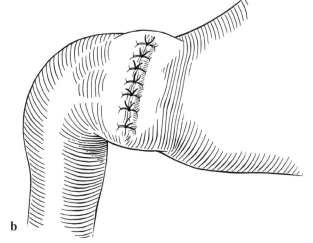

图 15.31 a、b. 用 2-0 丝线横向间断缝合切口

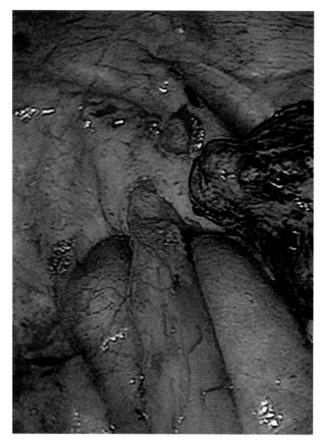

图 15.32　离断食管前将胃置于食管后面

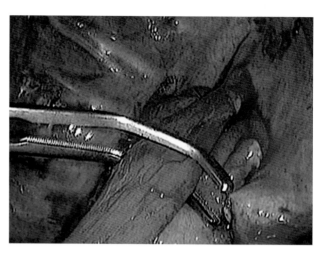

图 15.33　为避免黏膜层与肌层分离，在横断前用 Satinsky 钳夹住食管

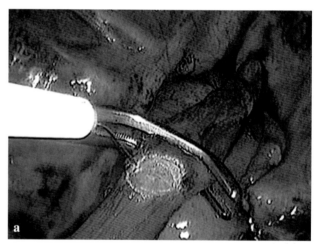

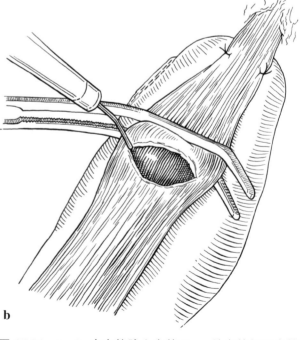

图 15.34　a、b. 在奇静脉上方约 3 cm 处电灼切开食管

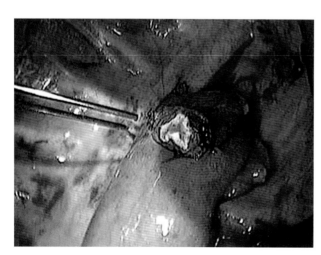

图 15.35　将食管置于胃前壁上方

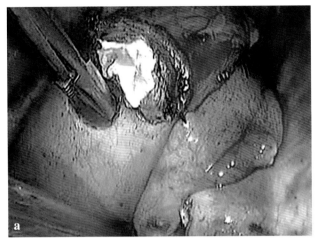

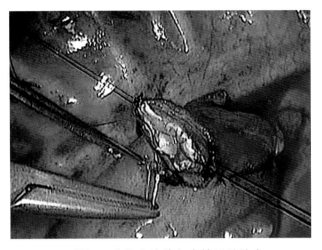

图 15.37　胃切开术的上边缘与食管后壁缝合

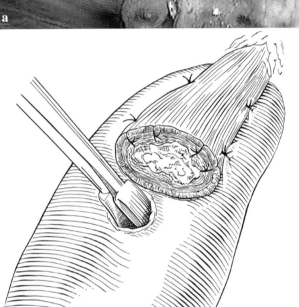

图 15.36　a、b. 使用 3-0 缝线固定食管的外侧和前方，以避免吻合器插入时黏膜滑动

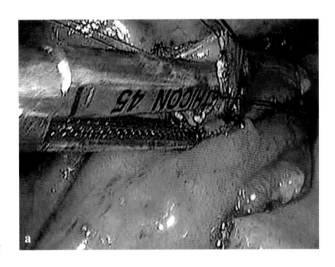

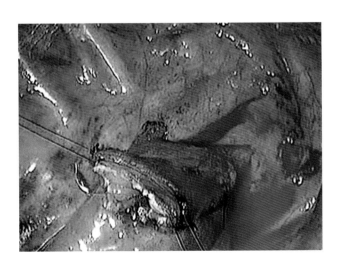

图 15.39　检查切割缝合钉线

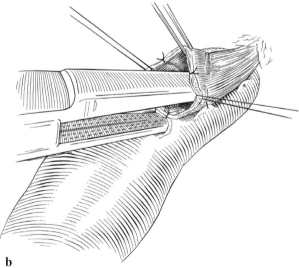

图 15.38　a、b. 插入切割缝合器，其中一只臂在胃内，另一只臂在食管内

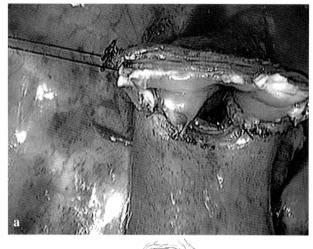

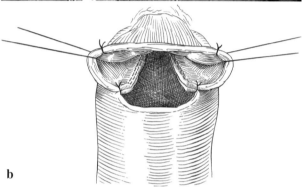

图 15.40 a、b. 缝合吻合口的前面

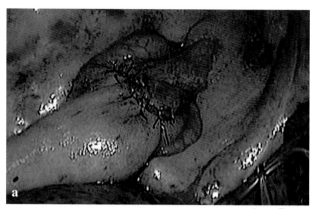

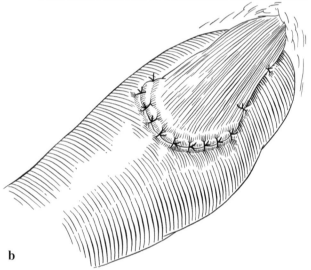

图 15.41 a、b. 吻合口最终形态

第 1 个晚上。术后前 5 天采用硬膜外置管镇痛。术后第 3 天拔除鼻胃管，再过 1 天开始流质饮食。患者术后第 8 天出院，开始进软食。

病理显示为 T1b 腺癌，未累及淋巴结（0/26）。切缘无肿瘤残留。

15.4 杂交式食管癌切除术

在过去的 20 年里，微创食管切除术得到了发展，其目的是降低开放性手术的发病率和死亡率。我们首选的方法是杂交式食管切除术，该种术式结合了腹腔镜胃准备和右开胸手术。腹腔镜手术与开放手术遵循相同的原则，但显著减少了手术创伤，而且没有发生切口疝的风险。开胸术的优点包括视野开阔、更容易进行淋巴结清扫和食管胃吻合。我们按照 Collard 博士和 Orringer 博士的描述进行侧侧吻合（参见推荐阅读）。根据我们的经验，这种吻合减少了吻合口瘘和狭窄的发生率。

致谢 文中图像由 SPIES 系统拍摄，在此感谢 Storz 公司。还要感谢 CMI 的 Claudia M. Grosz，感谢她对本章中出现的一些医学插图提供的帮助。

（顾一敏 刘宜鑫 译，杨玉赏 校）

• 推荐阅读 •

[1] Allaix ME, Herbella FA, Patti MG. Hybrid transthoracic esophagectomy with side-to-side stapled intra-thoracic esophagogastric anastomosis for esophageal cancer. J Gastrointest Surg. 2013;17:1972–9.

[2] Briez N, Piessen G, Torres F, et al. Effects of hybrid minimally invasive oesophagectomy on major postoperative pulmonary complications. Br J Surg. 2012;99:1547–53.

[3] Collard JM, Romagnoli R, Goncette L, Otte JB, Kestens PJ. Terminalized semimechanical side-to-side suture technique for cervical esophagogastrostomy. Ann Thorac Surg. 1998;65:814–7.

[4] Gorenstein LA, Bessler M, Sonett JR. Intrathoracic linear stapled esophagogastric anastomosis:an alternative to the end-to-end anastomosis. Ann Thorac Surg. 2011;91:314–6.

[5] Lee JM, Cheng JW, Lin MT, Huang PM, Chen JS, Lee YC. Is there any benefit to incorporating a laparoscopic procedure into minimally invasive esophagectomy? The impact on perioperative results in patients with esophageal cancer. World J Surg. 2011;35:790–7.

[6] Mariette C, Markar S, Dabakuyo-Yonli T, et al. Hybrid minimally invasive esophagectomy for esophageal cancer. N Engl J Med. 2019;380:152–62.

[7] Mariette C, Markar S, Dabakuyo-Yonli TS, et al. Health-related quality of life following hybrid minimally invasive versus open esophagectomy for patients with esophageal cancer, analysis of a multicenter, open-label, randomized phase III controlled trial: the MIRO trial. Ann Surg. 2020;271:1023–9.

[8] Nuytens F, Dabakuyo-Yonli TS, Meunier B, et al. Five-year survival outcomes of hybrid minimally invasive esophagectomy in esophageal cancer: results of the MIRO randomized clinical trial. JAMA Surg. 2021;156:323–32.

[9] Okabe H, Tanaka E, Tsunoda S, Obama K, Sakai Y. Intrathoracic esophagogastric anastomosis using a linear stapler following minimally invasive esophagectomy in the prone position. J Gastrointest Surg. 2013;17:397–402.

[10] Orringer MB, Marshall B, Iannettoni MD. Eliminating the cervical esophagogastric anastomotic leak with a side-to-side stapled anastomosis. J Thorac Cardiovasc Surg. 2000;19:277–88.

[11] Raz DJ, Tedesco P, Herbella FA, Nipomnick I, Way LW, Patti MG. Side-to-side stapled intrathoracic esophagogastric anastomosis reduces the incidence of leaks and stenosis. Dis Esophagus. 2008;21:69–72.

16 微创食管切除术

Minimally Invasive Esophagectomy

Yehonatan Nevo, Monisha Sudarshan, and Lorenzo Ferri

【摘 要】

本专题阐述食管癌及 Barrett 食管伴广泛高级别不典型增生病例的术前检查、手术指征和微创食管切除术技术。

【关键词】

微创食管切除术 · 食管癌

本专题阐述了食管癌和 Barrett 食管伴广泛高级别不典型增生病例的术前检查、手术指征和微创食管切除术（minimally invasive esophagectomy, MIE）技术。

16.1 术前检查

16.1.1 病史和体格检查

进行完整的病史和体格检查，特别注意吞咽困难的严重程度和类型（固体或液体）、营养状况和相关的体重减轻。了解个人习惯，如吸烟和饮酒，对术前提供专业咨询优化至关重要。

16.1.2 食管切除术的常见手术指征

食管切除术的手术指征包括食管癌和部分伴有广泛高度不典型增生的 Barrett 食管病例。

16.1.3 检查

标准的术前检查包括以下几部分：

- 完整的上消化道内镜检查和病变活检以明确组织学分类。
- CT 和 PET-CT 扫描评估淋巴结受累程度和远处转移。
- 超声内镜（EUS）用于筛选适合内镜切除的局部早期病变患者。根据我们的经验，超声内镜在评估局部进展期疾病方面作用有限。

术前分期腹腔镜检查可用于评估腹膜转移，特别是局部晚期胃食管交界处（GEJ）肿瘤。术前心脏负荷测试和心脏病学咨询以评估和优化术后心脏并发症的风险使大多数患者受益。此外，患者应当

Y. Nevo · L. Ferri (✉)
Department of Surgery, McGill University and Montreal General Hospital, 1001 Decarie Blvd, Montreal, QC 4A 3J1, Canada
e-mail: lorenzo.ferri@mcgill.ca

M. Sudarshan
Department of Thoracic and Cardiovascular Surgery,

Cleveland Clinic, 9500 Euclid Avenue, Cleveland, OH 44195, USA
e-mail: sudarsm2@ccf.org

© The Author(s), under exclusive license to Springer Nature Switzerland AG 2022 F. A. M. Herbella and M. G Patti (eds.), *Atlas of Esophageal Surgery,*
https://doi.org/10.1007/978-3-031-12790-8_16

常规进行肺功能测试，尤其是慢性肺疾病的患者。

16.1.4 术前注意事项

- 疼痛管理：虽然椎旁镇痛最近已成为一种安全的替代方案，能够避免胸段硬膜外导管所导致的低血压等相关副作用，但是我们仍常规使用胸段硬膜外置管镇痛。使用长效脂质体局麻药进行肋间（intercostal，IC）神经阻滞是微创胸外科患者硬膜外镇痛的另一种替代方案，但是其在微创食管切除术中的疗效尚未得到证实。

- 单肺通气：良好的单肺通气对胸腔镜手术期间维持良好的视野至关重要。尽管在俯卧位时正压二氧化碳气胸可以避免双腔管的使用，但我们首选单肺通气。由于右主支气管较短，我们更倾向于使用双腔管而不是右侧支气管阻断器来进行单肺隔离。

- EGD 伴内镜下幽门括约肌切开术 EGD：在开始手术前，常规行床旁食管胃十二指肠镜检查（EGD）以确认病变性质及位置。特别注意胃小弯和胃大弯的受侵犯程度，这可能会影响后期管胃制作。内镜下幽门括约肌切开术（pyloromyotomy，PM）使用 ITknife2™（型号 KD-611L，olympus）在三个不同区域切割幽门黏膜层和固有肌层，确保十二指肠球部与幽门前窦之间的组织唇完全消除，以及幽门通道完全畅通（图 16.1）。我们之前已经证明了这种幽门引流新技术的实用性和有效性。

- 加速术后康复路径：建立并遵循加速康复路径（enhanced recovery pathway，ERP）可为食管切除术患者提供标准化和循证的围手术期管理。我们已经证明 ERP 具有成本效益，可以减少并发症并缩短术后住院时间。该路径的关键要素包括术后立即拔管、避免常规 ICU 护理、早期拔除或完全避免鼻胃管（nasogastric，NG）、早期经口进食以及坚持胸部理疗和充足的体力活动。预康复是 ERP 的重要组成部分。术前调理干预包括运动、营养和生理预康复，有助于预防手术前后的功能障碍，并提高生活质量。护士在术前对患者进行宣教，并向患者发放一本全面的信息手册，手册中将采用通俗易懂的语言和插图对康复流程进行讲解。

16.2 手术：三切口微创食管癌切除术

该手术的适应证是中下端食管病变、广泛的 Barrett 食管或良性食管疾病，如终末期贲门失弛缓症。

完成术中 EGD（包括内镜 PM）后，患者采用杂交式左侧卧位（图 16.2）。将患者置于左侧半俯卧位，然后旋转手术台让患者形成左侧卧位。左腿（小腿）在膝盖处轻微弯曲，大腿保持伸展，两腿之间放置足够的衬垫。并在手臂处加以衬垫和臂板支撑。可以使用真空袋来固定患者，还可以使用胶带或尼龙搭扣。

我们使用 12 mm 戳卡进行四孔胸腔镜手术（图

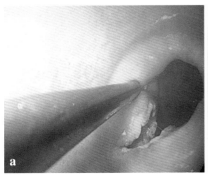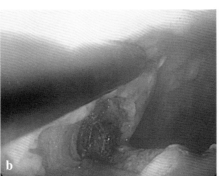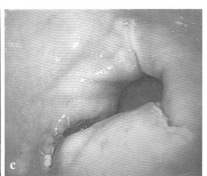

图 16.1 a. 幽门括约肌切开术使用 ITknife。b. 固有肌层被充分切开，幽门通道完全畅通。c. 在三个不同区域行幽门括约肌切开术

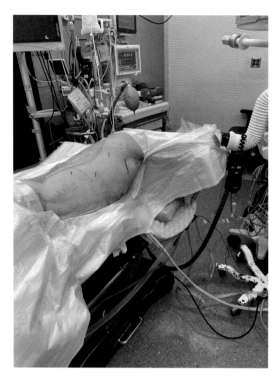

图 16.2　胸腔镜下杂交左侧俯卧位

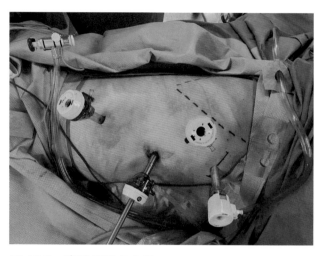

图 16.3　胸腔镜戳卡布局

16.3）。戳卡放置位置如下：

- 腋前线第 3 肋间隙。
- 腋后线第 5 肋间隙。
- 腋中线第 7 肋间隙。
- 腋后线第 9 肋间隙。

使用光学戳卡插入第 1 个切口，并使用 8~10 mmHg 的二氧化碳使右肺塌陷并扩张纵隔来实现人工气胸。隆突下清扫是通过旋转手术台至近乎俯卧位进行的。

将奇静脉环周游离并用切割缝合器切断，用电钩沿着食管前后全长将胸膜切开。从胸廓入口至膈肌游离胸段食管，完成隆突下纵隔淋巴结清扫（图16.4）。使用超声刀完成进一步清扫，并使用潘氏引流管环绕食管以提供反牵引力。将胸导管在下段食管后方结扎并与食管一起切除。在气管附近使用能量器械进行解剖时要非常小心，以防气管瘘发生。

隆突上清扫是通过患者采用左侧卧位来进行的。沿食管后缘切开胸膜直至右锁骨下静脉。食管上段的背侧和左侧与胸导管一起被游离。然后沿着左、右喉返神经（recurrent laryngeal nerve，RLN）进行清扫。将食管上段前部与气管分离，将食管上段连同周围的淋巴结一起进行切除。在主动脉弓水平夹闭胸导管。

一旦食管从胸廓入口到膈肌被完全游离以及所有淋巴结组织被清扫送标本，食管就会在靠近肿瘤的水平处被离断，通常是在奇静脉的头侧，因此也将喉返神经分叉以下的迷走神经用电灼术切除。近端和远端边缘固定在共同的食管带上，以便于通过颈部和腹腔镜进行回收。对胸腔进行大量冲洗，并插入大容量 19-French 闭式吸引 Jackson-Pratt（JP）引流管代替胸管（图 16.5）。穿刺器切口分层缝合，将双腔管更换为单腔管，以增强颈部手术时气道的活动性。

患者重新采用仰卧分腿位，用腹腔镜操作。颈部伸展，在肩胛骨之间放置一个轧辊。采用五孔腹腔镜操作（图 16.6）：在左上象限锁骨中线处开一个 12 mm 的光学视图孔道，在脐上开一个 12 mm 孔道用于插入摄像头，在脐和左上象限端口之间的左侧中点开一个 5 mm 孔道，用于操作器械，上腹部开一个 5 mm 切口，用于 Nathanson 肝脏牵开器，右上象限锁骨中线开一个 5 mm 孔道，右侧开一个 12 mm 孔道，即脐上孔道和右上象限孔道之间的中

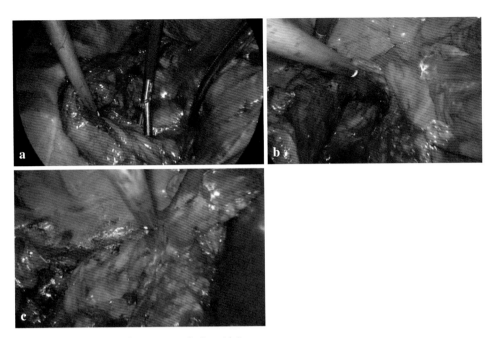

图 16.4 a. 游离食管。b、c. 隆突下清扫

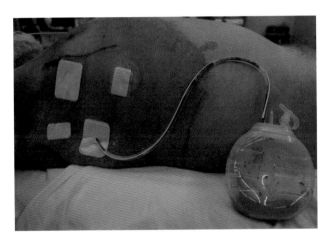

图 16.5 使用大容量 Jackson-Pratt 引流替代胸腔闭式引流

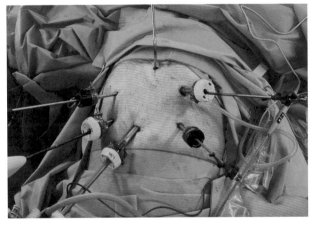

图 16.6 戳卡放置位置

点，用于操作仪器。使用 10 mm 30° 相机。

打开肝胃网膜，沿环周游离左、右膈肌脚，但不完全切开膈食管膜，以维持气腹。

我们通过将脾动脉、肝总动脉和脾静脉骨骼化来进行完整的 D2 腹腔淋巴结清扫（图 16.7）。左胃动脉根部被游离、骨骼化、三重结扎并离断。我们不使用切割缝合器处理左胃动脉，因为它可能导致淋巴结清扫不彻底。所有含淋巴结的组织都将纳入送检样本（图 16.8）。我们沿着整个腹腔干向下至主动脉进行清扫，以实现腹腔干周围淋巴结的整块

切除送检。

在胃结肠网膜上开窗并沿胃大弯外侧游离，并进入小网膜囊。切开位置以距离胃大弯 5 cm 为宜，要特别小心地保护胃网膜血管弓，即未来管胃的独立供血血管（图 16.9）。松解胃后韧带，并一直游离至食管裂孔左侧。完成 Kocher 操作，通过幽门可活动至尾状叶或右膈肌脚来确保幽门的充分游离。确保止血满意后，食管裂孔完全游离后再切开膈食管膜。

在上腹中线切开一个 5 cm 长的辅助切口，嵌

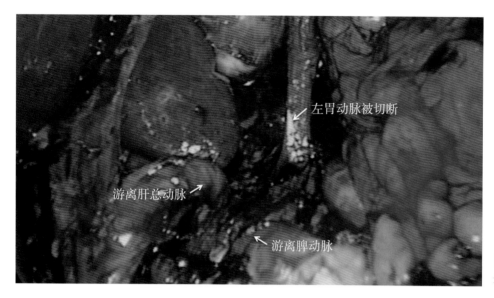

左胃动脉被切断

游离肝总动脉

游离脾动脉

图 16.7　D2 淋巴结清扫和游离出胃左动脉

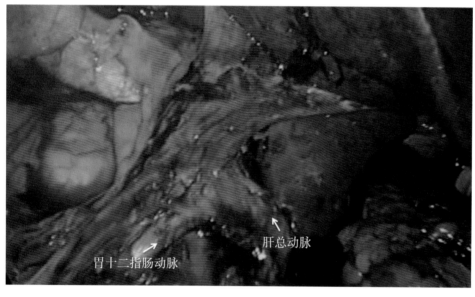

胃十二指肠动脉

肝总动脉

图 16.8　D2 淋巴结清扫后显示出骨骼化的肝总动脉和胃十二指肠动脉

入切口保护器（图 16.10），通过连续使用 GIA™ 切割缝合器（通常使用 3 枚钉仓）和锁边缝合钉缘来制作 4 cm 宽的管胃（图 16.11）。体外构建是制作良好管胃的有效辅助手段，并且在必要时便于远端切缘的评估和修正。

颈部行 4~5 cm 的切口（图 16.12a），切开颈阔肌，形成颈阔肌下平面。离断肩胛舌骨肌和甲状腺中静脉以暴露最佳视野。进行钝性分离和横向游离以便将食管还纳回切口（图 16.12b）。及时识别左喉返神经对于该神经保护至关重要，并且清扫喉返神经旁淋巴结。在颈部修正近端切缘，并在四个角用 4-0 丝线固定，以方便最终的吻合（图 16.13）。

将管胃放入内镜摄像袋中以便引导至颈部（图

16.14）。近端用 Foley 导管固定，该导管也一并连接到颈部食管带上。然后，使用辅助切口轻柔地将管胃引导至后纵隔原位，并将管胃上提至颈部，同时始终保持方向一致以防止管胃扭转。

颈部吻合可以用切割吻合器完成（侧侧吻合或端侧吻合），或者根据个人喜好，通过手工吻合（图 16.15）。我们首选使用结合肌层和黏膜的全层连续缝合。JP 引流管插入颈部吻合口附近。大多数情况下，我们并不常规采用空肠造瘘术，因为空肠造瘘术的相关并发症发生率超过了吻合口瘘发生率。腹部切口筋膜使用一根聚二氧环己酮缝合线（polydioxanone suture，PDS）进行缝合。颈部领状切口处的颈阔肌用 2-0 Vicryl 缝线缝合。使用 4-0 Monocryl 缝线完成皮肤闭合。

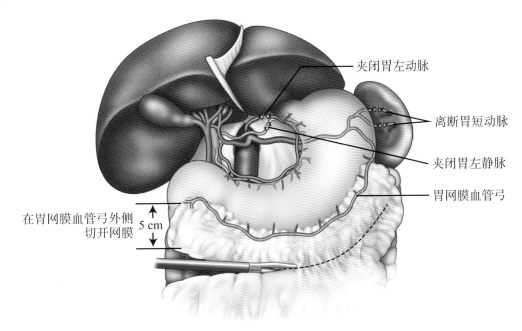

夹闭胃左动脉

离断胃短动脉

夹闭胃左静脉

胃网膜血管弓

在胃网膜血管弓外侧
切开网膜

5 cm

图 16.9 沿胃大弯外侧游离

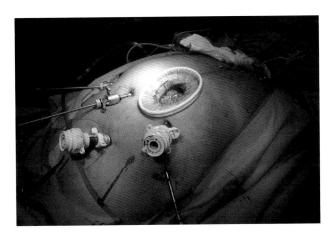

图 16.10 辅助切口

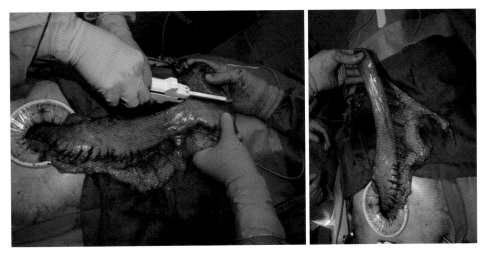

图 16.11 管胃制作

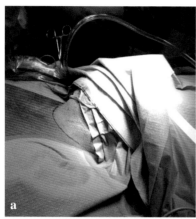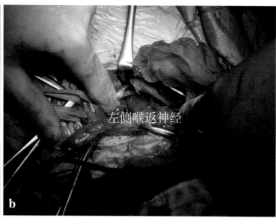

左侧喉返神经

图 16.12 a. 颈部领状切口。b. 分离颈段食管，识别并保护喉返神经

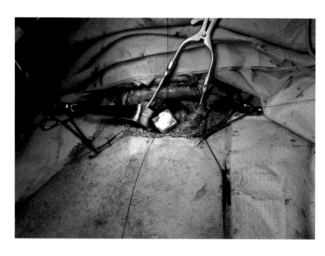

图 16.13 固定缝合准备颈段食管

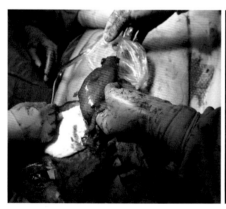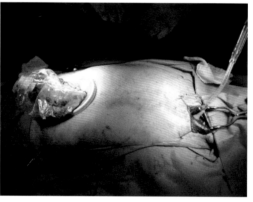

图 16.14 将管胃装入摄像机袋中还纳以便引导至颈部

16.3 手术：微创经上腹右胸食管切除术

完成床旁内镜检查（包括内镜下 PM）后，患者取仰卧位，并接受五孔腹腔镜手术，具体如前所述（图 16.6）。我们继续游离膈肌脚和胃大弯，并进行完整的 D2 淋巴结清扫，如图 16.8 所示。

通过腹腔镜下直线切割缝合器连续切割缝合制作 4 cm 宽的管胃。管胃被完全离断，然后缝合到标本上。将标本和管胃还纳至纵隔，并用编织缝线行裂孔成形术以避免术后发生食管裂孔疝。腹部切口筋膜用 2-0 PDS 缝线关闭。使用 4-0 Monocryl 缝线完成皮肤缝合。

患者重新采用左侧卧位进行胸腔操作（图

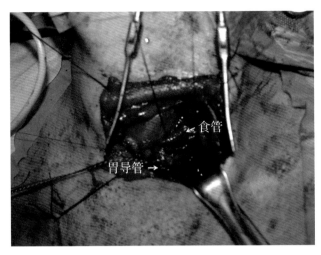

图 16.15　颈部吻合

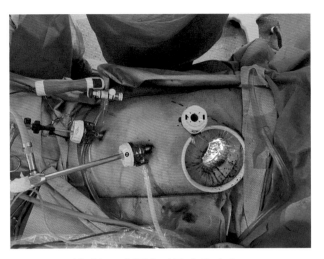

图 16.16　辅助切口便于标本取出和吻合

16.1)，戳卡位置如图 16.2 所示。将患者置于头高脚低半俯卧位，将胸段食管从胸廓入口游离至膈肌，并如前所述完成隆突下纵隔淋巴结清扫（图 16.3）。当食管从胸廓入口完全游离至膈肌裂孔后，取出标本和管胃。综合考虑管胃长度、面积和食管病理侵犯程度后，在奇静脉水平将近端食管离断。分离管胃和标本，取出标本进行术中冰冻切片病理学检查。

食管胃吻合术可以采用器械吻合或手工吻合。对于器械吻合，使用内镜圆形吻合器，通过经胸或经口途径将钉砧引入近端食管。首选使用 3-0 PDS 环线连续缝合的方式进行手工端侧食管胃吻合；该步骤通过胸腔镜辅助切口进行（图 16.16）。用纵隔胸膜对吻合口加强缝合，并将管胃固定在裂孔处以防疝出。

对胸腔进行充分冲洗，并在吻合口附近放置 19-French JP 引流管。重新靠拢肋骨，分层缝合肌肉和皮下组织（图 16.17）。

16.4 围手术期管理：微创食管切除术的加速康复途径

术后加速康复途径包括以下日常目标：在第 1 天拔除鼻胃管（最近取消了常规鼻胃管的放置）和尿管，在第 2 天允许小口喝水，并逐渐进食流质食物。不常规行钡餐食管造影，并在第 5 天移除了 19-French JP 引流管。因为根据临床经验来看，这样做对术后康复不良影响最小。硬膜外导管也在第 5 天拔除。患者常规术后 6 天出院，但如果合适，患者也可以提前出院。需要每天对患者进行评估，

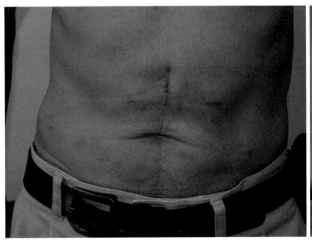

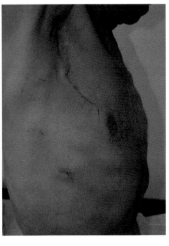

图 16.17　微创经上腹右胸食管切除术后切口愈合情况

如果满足以下标准则认为符合出院指征：患者能够经口服用足够的液体，口服阿片类和非阿片类镇痛药能够充分镇痛，生命体征正常，炎症指标没有上升趋势。专职护士在患者出院后与其联系并定期随访；如果家中出现特殊情况，患者也可以直接联系护士。

16.5 技术相关难点与并发症

16.5.1 出血

据报道，食管手术期间严重出血发生率高达 4%。出血和修复的程度很大限度上取决于损伤的血管。在食管切除过程中，扎实的解剖知识和对所有主要血管走行的认知至关重要。食管靠近几条主要血管，包括主动脉、肺静脉和肺动脉；对这些血管的不经意损伤将导致灾难性的出血。此外，在游离过程中如果没有充分地对源自主动脉的食管滋养血管止血，也可能会导致严重出血。

16.5.2 脾脏损伤

据报道，食管切除术同期脾切除率在 4%~9%。损伤主要是由于胃游离过程中对胃短血管过度牵拉，最终导致脾被膜撕裂。有机会的话，在脾切除术之前应尽力止血以挽救脾脏。腹腔镜的普及应用降低了脾损伤率，主要原因是降低了胃短血管的张力。

16.5.3 气管损伤

气管、隆突、左 / 右支气管都容易在游离食管过程中被损伤。毗邻食管的薄壁的气管膜部分特别容易遭受灼伤或钝器损伤。气管插管附近的损伤通常不会导致患者生命体征不平稳，因为空气不会逸入胸膜腔。这些损伤主要通过可吸收缝合线间断缝合方式修复，并进一步采用肌肉或脂肪垫支撑。气管插管远端的损伤可能会导致明显的血流动力学不稳定（限于双腔管插管）。可通过将插管穿过损伤处进行修复，如果有机会的话应当快速修复损伤气管。

16.5.4 神经损伤

喉返神经最容易在胸廓入口游离时和三切口食管切除术的颈部操作中受伤。精细操作、观察并识别神经可以避免无意中造成的神经损伤（图 16.12）。

16.5.5 管胃坏死

由于无意中损伤右胃网膜血管而导致管胃坏死是最严重的并发症之一。管胃缺血的发生率约为 3%。据报道，结肠和空肠作为替代器官的缺血发生率更高。替代器官缺血可以通过精细操作、仔细解剖（特别是在幽门窦区域）以及在游离胃大弯侧时明确动脉走行来解决。

16.5.6 其他术后并发症

术后并发症的完整讨论超出了本专题的范围。术后早期并发症包括乳糜胸、迟发性管胃坏死和吻合口瘘。呼吸系统并发症（肺不张、肺炎）是食管切除术后患者最常见的并发症，最好通过早期下床活动、激励性肺活量测定法和良好的胸部理疗来避免。房颤和室上性心动过速等心脏并发症可能会在术后单独发生，但它们通常预示着另一种并发症，如吻合口瘘或肺炎，因此一旦发生，患者应立即进行全面检查。

（顾一敏　刘宜鑫　译，杨玉赏　校）

· 推荐阅读 ·

[1] Allen SK, Brown V, White D, King D, Hunt J, Wainwright J, et al. Multimodal prehabilitation during neoadjuvant therapy prior to esophagogastric cancer resection: effect on cardiopulmonary exercise test performance, muscle mass and quality of life-a pilot randomized clinical trial. Ann Surg Oncol. 2021.

[2] Lee L, Sudarshan M, Li C, Latimer E, Fried GM, Mulder DS, et al. Cost-effectiveness of minimally invasive versus open esophagectomy for esophageal cancer. Ann Surg Oncol. 2013;20:3732–9.

[3] Li C, Ferri LE, Mulder DS, Ncuti A, Neville A, Lee L, et al. An enhanced recovery pathway decreases duration of stay after esophagectomy. Surgery. 2012;152:606–14.

[4] Low DE, Allum W, De Manzoni G, et al. Guidelines for perioperative care in esophagectomy: enhanced recovery after surgery (ERAS®) society recommendations. World J Surg. 2019;43(2):299–330.

[5] Luketich JD, Pennathur A, Awais O, Levy RM, Keeley S, Shende M, et al. Outcomes after minimally invasive esophagectomy: review of over 1000 patients. Ann Surg. 2012;256:95– 103.

[6] Nevo Y, Arjah S, Katz A, Ramírez García Luna JL, Spicer J, Cools-Lartigue J, et al. ERAS 2.0:continued refinement of an established enhanced recovery protocol for esophagectomy. Ann Surg Oncol. 2021;28(9):4850–8.

[7] Nevo Y, Calderone A, Kammili A, Boulila C, Renaud S, Cools-Lartigue J, et al. Endoscopic pyloromyotomy in minimally invasive esophagectomy: a novel approach. Surg Endosc.2021.

[8] Raymond D. Complications of esophagectomy. Surg Clin North Am. 2012;92:1299–313.

[9] Sudarshan M, Ferri L. A critical review of minimally invasive esophagectomy. Surg Laparosc Endosc Percutan Tech. 2012;22:310–8.

[10] Tapias LF, Morse CR. Minimally invasive Ivor Lewis esophagectomy: description of a learning curve. J Am Coll Surg. 2014;218:1130–40.

[11] van den Berg JW, Tabrett K, Cheong E. Paravertebral catheter analgesia for minimally invasive Ivor Lewis oesophagectomy. J Thorac Dis. 2019;11(Suppl 5):S786-93.